Metabolic Balance®
Das Mentalprogramm

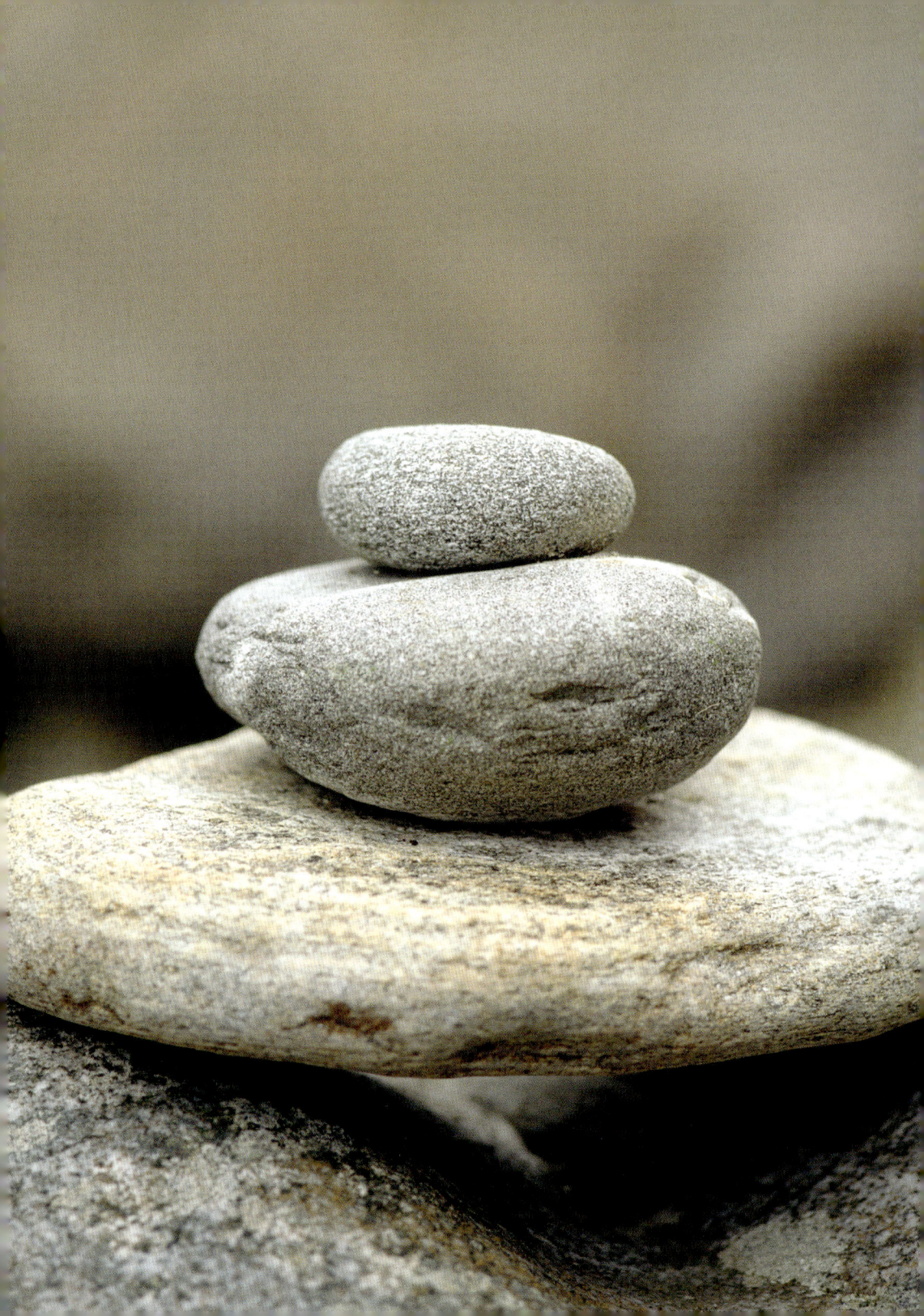

Dr. med. Wolf Funfack

Metabolic Balance®
Das Mentalprogramm

Geistige Blockaden auflösen und schlank bleiben mit dem ganzheitlichen Ernährungskonzept

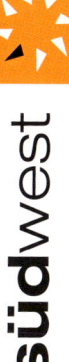

INHALT

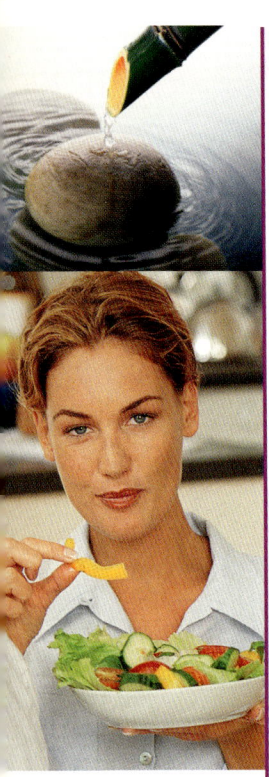

Wer abnehmen will, muss Seele, Geist und Körper darauf einstellen.

Am Anfang war das Wort 6

Warum essen wir überhaupt? 8
Als wir noch Jäger und Sammler waren ... .10
Fröhliches Trio der Gegenwart.......................... 12
    Lustbefriedigung................................... 12
    Kommunikation.................................... 13
    Metabolic Balance weist den Weg 13
Unser intelligenter Darm 14
    Versorgung mit den lebenswichtigen Grundstoffen 14
    Was der Darm leistet............................... 15
    Was Bauch und Darm guttut 18
Wunder aus der Biochemie............................. 20

Die Kraftquelle der Gedanken nutzen..22
Auf die richtige Schwingung kommt es an 24
    Die richtige Wellenlänge 24
    Woher kommen all die Gedanken?..................28
    Forschung für uns alle.............................30
Das Kommando übernehmen: Trainieren Sie Ihre
Gedanken! 31
    Sie sind der Regisseur Ihres Lebens................. 31
    Wünsche formulieren – aber richtig! 34
    Ziele setzen 37
Die Kraft der Autosuggestion und Imagination.......... 42
    Glaubensformeln wiederholt aufsagen 43
    Ein Bild sagt mehr als tausend Worte 45
Hilfe aus dem Traumreich 48
    Die Bedeutung des Traums 51
    Die Traumdeutung 53
    Dem Bauchgefühl vertrauen.......................56
    Abnehmen betrifft Herz und Verstand 58

INHALT

Hindernisse überwinden................................61
   Erfolgreich mit dem Mentaltraining 61
   Standhaft bleiben...62
Bleiben Sie dran! 64
   Kurze Zusammenfassung 64

Sich selbst besser kennen lernen 66

Problem erkannt und gebannt 68
   Leben bedeutet reagieren 68
   Leben bedeutet auch entscheiden 69
Die fünf Ebenen der Erkenntnis......................... 71
   Erste Ebene – Was tue ich?................................. 73
   Zweite Ebene – Wie tue ich es? 75
   Dritte Ebene – Warum tue ich etwas? 79
   Vierte Ebene – Wer bin ich?............................... 101
   Fünfte Ebene – Wovon bin ich ein Teil? 118
Übergewicht abbauen 122
   Die Werkzeuge der fünf Ebenen 122
   Ausblick in die Zukunft 125

Die Bausteine unserer Nahrung 126

Die Hauptnährstoffe...................................128
   Eiweiß..129
   Kohlenhydrate 131
   Fette 132
Die Mikronährstoffe..................................134
   Vitamine 134
   Mineralstoffe und Spurenelemente........................ 134

Register 141
Impressum 144

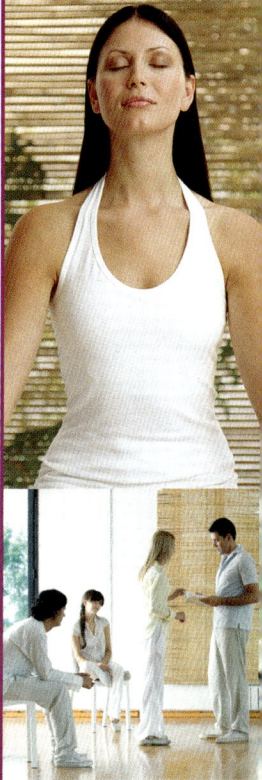

Ob alleine oder in der Gruppe: Es gibt viele Ansätze, um Probleme zu lösen.

VORWORT

Am Anfang war das Wort

Jede Entscheidung, jede Handlung, jeder Neustart beginnt im Bruchteil weniger Sekunden: mit einem Gedanken, einer Idee. Dieser Gedanke, in Worte gefasst, wird sich dann mit der Zeit verwirklichen. Viele Menschen können sich gar nicht vorstellen, wie so etwas funktionieren soll – aber es klappt wirklich. Die tatsächlich wichtigen, großen und entscheidenden Dinge im Leben sind in der Regel ganz einfach. So einfach wie die Ernährung nach der Metabolic-Balance®-Methode. Genauso wie ich innerhalb kürzester Zeit mein Essverhalten ändern kann, kann ich mir auch neue Denkmuster aneignen, die mir helfen, das bisher Erreichte auch zu erhalten. Personen, die sich entschlossen haben, mit Metabolic Balance® ihren Stoffwechsel wieder ins Gleichgewicht zu bringen, wollen in ihrem Leben etwas verändern. Aber nur wer in der Lage ist, seinen Lebensstil langfristig zu verändern, wird auf Dauer in seinen Bemühungen erfolgreich sein.

Abnehmen und gesund werden

Erst drei Jahre ist es her, dass mit dem ersten Buch aus der Metabolic-Balance®-Reihe quasi eine »Diätrevolution« ausgelöst wurde. Weit mehr als 150.000 Menschen brachten mit dieser innovativen Methode inzwischen ihre Pfunde zum Purzeln, und viele Erkrankungen haben sich maßgeblich durch die Stoffwechselumstellung gebessert. Seit der Gründung von Metabolic Balance® im Jahr 2001 bringen wir all unsere Erfahrung und all unser Wissen ein, um die Methode weiter zu verbreiten und zu verfeinern. Mit dem Buch »Metabolic Balance – Das Aktivprogramm« kam nach dem Kochbuch ein weiterer wichtiger Baustein im Metabolic-Balance-Progamm hinzu: Denn wer Metabolic Balance mit ausreichender und richtiger Bewegung kombiniert, profitiert noch mehr von ihrem Erfolg.

> Metabolic-Balance® ist eine ganzheitliche Stoffwechselkur, die zur Gesundung des Körpers und damit zur Gewichtsreduktion führt. Durch einfache Grundregeln der Nahrungsaufnahme wird die Ausschüttung von Insulin wieder normalisiert und damit der Hormonhaushalt stabilisiert.

Jetzt möchten wir es mit dem Buch »Das Mentalprogramm« vielen Anwender/innen noch mal ein Stück leichter machen, ihr persönliches (Gewichts-)Ziel zu erreichen. Denn es isst nicht nur das Auge mit – unsere Psyche spielt beim Essen eine große Rolle. Oft beobachten wir, dass Metabolic Balance ein Stück des Weges sehr gut funktioniert, doch dann kommt plötzlich die Umkehr, der Rückfall in alte Muster, alte Glaubensstrukturen oder Verhaltensformen – die berühmten Steine, die einem im Weg liegen, über die man manchmal stolpert, oder die einen sogar zum Aufgeben des Weges zwingen.

Den Kopf auf Sieg programmieren

Haben Sie sich schon einmal gefragt: »Was hat mich denn dazu gebracht, an diesem Punkt zu stehen, an dem ich mich befinde?« Die Antwort: »Der jetzige Ort in Ihrem Leben ist das Ergebnis Ihrer bisherigen Taten.« Alles, was Sie in Ihrem Leben bis heute unternommen haben, hat Sie an diesen Platz, in diese Situation gebracht. Der Mensch erntet genau das, was er gesät hat. Möchte ich in Zukunft andere Dinge ernten, so muss ich jetzt etwas anderes säen. Wer nicht in der Lage ist, aus seinen Fehlern zu lernen, nichts in seinen Entscheidungen ändert, wird immer wieder über die gleichen Steine stolpern. Dieses Buch gibt Ihnen die Unterstützung, wichtige Dinge in Ihrem Leben neu zu gestalten, angefangen bei Ihrer Ernährung.

Dieses Buch hilft der inneren Einstellung

Kommen Sie mit auf die Reise, ergründen Sie unbekannte mentale Bereiche und trainieren Sie bewusst Ihre Gedanken. Geben Sie nicht auf, wenn es nach der ersten Übung noch nicht sofort klappt, denn Sie wissen ja: Übung macht den Meister!

Dr. med. Wolf Funfack

> »Ein Mensch, der seinen begangenen Fehler nicht verbessert, begeht in diesem Moment einen neuen Fehler!«, sagte einst Konfuzius. Das bedeutet: Ein dummer Mensch ist ein Mensch, der immer wieder das Gleiche tut und dabei hofft, dass irgendwann einmal ein anderes Ergebnis herauskommt!

Unsere Essgewohnheiten haben sich geändert.
Mentale Arbeit hilft, diese zu korrigieren.

Warum essen wir überhaupt?

Dicksein – Dünnsein: Wir brauchen Nahrung, um zu leben

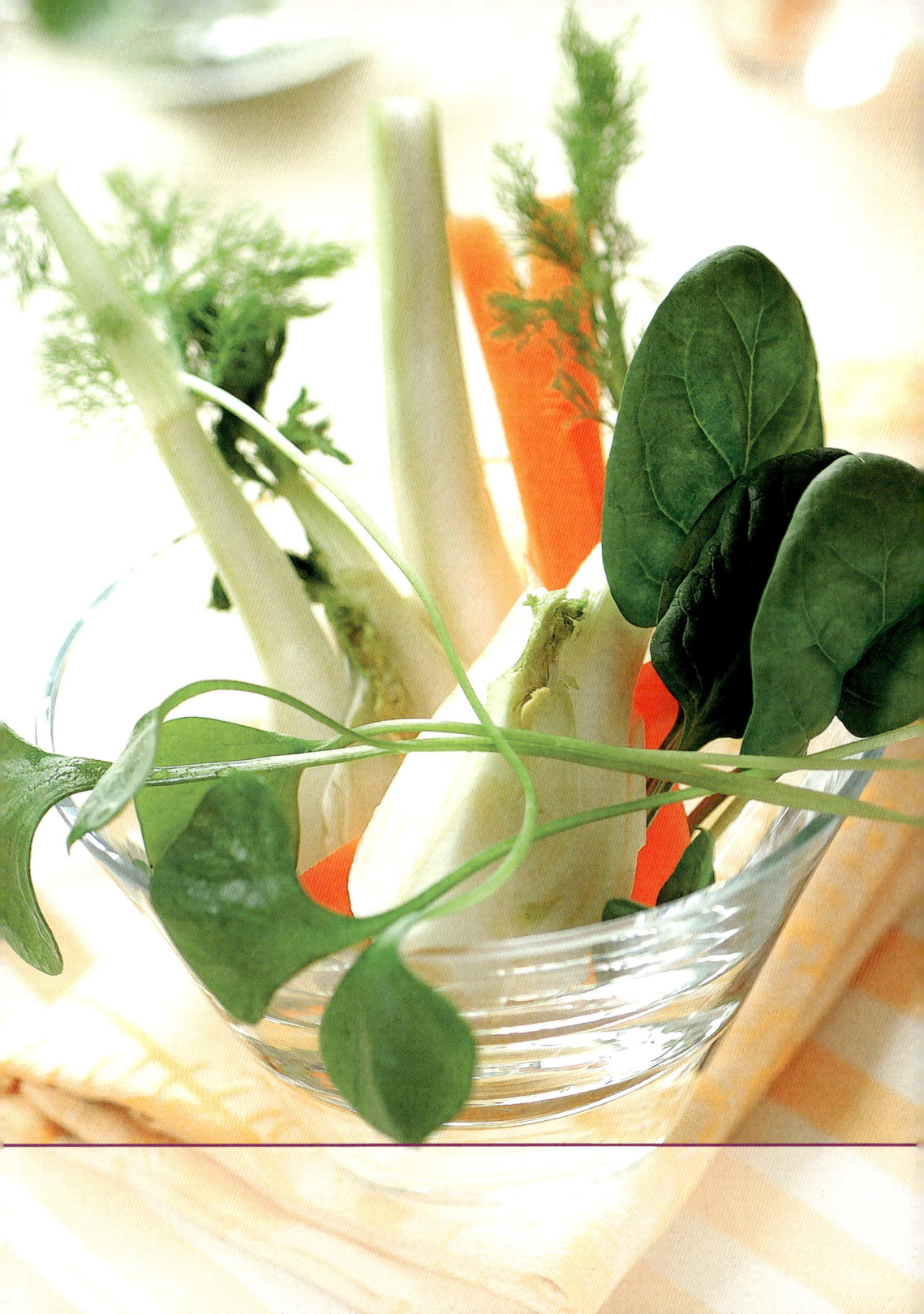

Als wir noch Jäger und Sammler waren ...

... drehte sich eigentlich alles ums Essen. Die Nahrungsbeschaffung nahm einen Großteil der Lebenszeit in Anspruch. Es gab keine Märkte, in die man einfach hineinspazieren konnte, um sich etwas zum Essen zu besorgen. Wer nicht verhungern wollte, musste in der freien Natur kreativ werden. Und das auf sehr mühselige Art und Weise. Wurfhölzer, Speere oder Faustkeile waren die Waffen, mit denen beispielsweise die Neandertaler (ab ca. 120.000 v. Chr.) auf die Jagd gingen, um einen Vogel, ein Wildschwein oder ein Wollnashorn zu erlegen. Dass das nicht jeden Tag möglich war, versteht sich von selbst. Auch war diese Form der Jagd oft mit Verletzungen und Knochenbrüchen verbunden, wie man an gefundenen Skeletten feststellen konnte. Und so mancher musste bei dieser abenteuerlichen Jagd sein Leben lassen. Der Großteil der Nahrungssuche bestand deshalb im Sammeln von Früchten, Samen, Kräutern, Nüssen, Eiern oder Honig – was die Jahreszeit eben gerade so hergab. Hatte man damals seine Nahrung auf dem Feuer, so hatte man sie sich auch wirklich redlich verdient, denn Schätzungen zufolge waren unsere Vorfahren täglich 20 bis 30 Kilometer zu Fuß zur Nahrungsbeschaffung unterwegs.

Immer in Bewegung

Das war zwar einerseits ein wahrhaft hartes Leben. Entweder sie rannten etwas Essbarem hinterher oder sie waren auf der Flucht vor Tieren, die sie gerne verspeisen wollten. Hatte die Sippe dann endlich einmal ein größeres Tier, z. B. ein Mammut, erlegt, musste es innerhalb weniger Tage gegessen werden, weil es damals weder Kühlschrank noch Gefriertruhe gab. Dennoch hatten die Menschen

> Moderne Büroarbeit und Computertätigkeiten sind arm an Bewegung. Für Ausgleich muss in der Freizeit gesorgt werden. Unsere Vorfahren hatten dieses Problem nicht.

der Steinzeit gegenüber dem zivilisierten Menschen von heute zwei entscheidende Vorteile: Das Problem Übergewicht gab es aufgrund der Lebensumstände einfach nicht, denn der Kalorienverbrauch der sogenannten »Laufwanderer« war enorm. Alle Regulationsvorgänge des Körpers waren eher darauf ausgerichtet, möglichst viel Gewicht zu erreichen, möglichst lange zu halten und keinesfalls abzunehmen. Es gab immer wieder z.T. oft sehr lange Hungerperioden, in denen diejenigen die besten Überlebenschancen hatten, deren Rippen mit ordentlichem Speck gepolstert waren.

Das Gesetz der Natur

Die Ernährung stand im Einklang mit der Natur. Es gab keine ausgelaugten Böden, keine künstlichen Aroma-, Konservierungs- und sonstigen Zusatzstoffe. Die Jäger und Sammler lebten und aßen das, worum wir uns heute so intensiv bemühen: Bio pur. Eiweiß und Früchte – man könnte fast annehmen, dass es sich bei der damaligen Steinzeitkost um eine Art »Low-Carb-Steinzeitdiät« handelte – denn der übermäßige Konsum von Kohlenhydraten kam erst im Laufe der evolutionären Entwicklung vor ca. 10.000 Jahren durch den Ackerbau (Weizen) hinzu. Sie sehen also, auch die allerneuesten Ernährungstheorien basieren auf Steinzeitwissen: In unseren Genen ist es festgelegt, dass wir uns unser Essen »verdienen« möchten, und auch unserem Körper tut die regelmäßige, ausdauernde Bewegung heute noch genauso gut wie in der Steinzeit. Doch die Realität sieht anders aus: Die meisten Menschen bewegen sich zu wenig und üben eine sitzende Tätigkeit aus. Auch der Laufwanderer hat zur Nahrungsbeschaffung längst schon ausgedient, wir fahren mit dem Auto zum Supermarkt, bestellen die nächste Füllung für unsere Gefriertruhe per Internet, die dann auch noch geliefert wird. So legt der durchschnittliche Deutsche ca. 600 Meter pro Tag zu Fuß zurück!

> Die Esstraditionen haben sich gewaltig geändert. Früher war die Nahrungssuche geprägt vom Kampf ums Überleben.

Fröhliches Trio der Gegenwart

»Hilfe – die Deutschen sind Europameister im Übergewicht!« Diese Meldung erscheint auf den ersten Blick erschreckend. Doch sie berührt uns nicht wirklich und prallt ähnlich an uns ab, wie die Mahnung auf Zigarettenschachteln »Rauchen verursacht Krebs!«. Wir essen trotzdem munter weiter. Denn auch heute dreht sich fast alles ums Essen. Mit dem Unterschied, dass in unseren Wohlstandsländern wohl niemand mehr verhungern muss. Wir können jedes Nahrungsmittel beschaffen, das unser Gaumen begehrt, können im Winter Erdbeeren und Orangen genießen und im Sommer – wenns uns gelüstet – Sauerkraut mit Würstchen. Ob das immer so gesund ist, sei dahingestellt. In jedem Fall hat sich die Motivation des Essens gegenüber dem Steinzeitmenschen grundlegend geändert. Ging es damals einfach ums Überleben, lassen wir uns das Essen heute vor allem aus drei Gründen schmecken:

▸ Aus Lustbefriedigung – um uns wohlzufühlen
▸ Aus kommunikativen Gründen – weil man ausgeht
▸ Aus biochemischen Gründen – um funktionieren zu können.

> Auch wer ständig futtert, ist nicht glücklich. Es kommt darauf an, wieder das Maß der Dinge zu finden.

Lustbefriedigung

Die Nahrung dient heute also nicht mehr nur dazu, uns vor dem Verhungern zu bewahren, sondern sie hat zahlreiche soziale und psychische Aspekte. Essen steht in punkto Lustbefriedigung bei vielen Menschen häufig an erster Stelle: Das Wohlgefühl, das durch den Genuss einer guten Mahlzeit erreicht wird, scheint durch nichts anderes ersetzt werden zu können. Warum nur? Hier spielen oft Faktoren hinein, die uns gar nicht bewusst sind. Beispielsweise das Belohnungssystem, mit dem viele bereits in der Kindheit erste Erfahrungen machen durften. So werden Kinder häufig mit Süßigkeiten beschenkt, etwa wenn sie brav ihren Teller leer gegessen haben. Die gleiche Art von Belohnung gibt es natürlich auch für andere Artigkeiten. Und so belohnen wir uns noch heute und greifen dadurch auf die alte Geborgenheit und Zuwendung zurück, die wir beim Essen verspürten, als wir klein waren.

Kommunikation

Neben dieser Lustbefriedigung spielt die kommunikative Komponente eine wichtige Rolle. Wie wird ein großes Fest gefeiert, ein Jubiläum, ein Geburtstag, ein Wiedersehen oder ein Treffen mit Geschäftspartnern? Man geht miteinander zum Essen! Hier dient die gemeinsame Mahlzeit dem Austausch von Neuigkeiten oder dem Lösen von verschiedenen Problemen. Gerade in der Familie werden viele wichtige Dinge beim Essen besprochen, geklärt und gelöst.

Metabolic Balance weist den Weg

Weil Lustbefriedigung und Kommunikation heute beim Essen eine so große Rolle spielen, ist eigentlich jede Diät, die auf Verzicht oder Einschränkung aufbaut, von vorneherein schon zum Scheitern verurteilt. Wie die meisten Leser bestimmt schon wissen, ist Metabolic Balance eine Methode, die nichts verbietet und auch kein schlechtes Gewissen machen will, wenn jemand mal mit einer üppigen Mahlzeit ein bisschen »schummelt«. So gibt es hier auch keine »verbotenen Nahrungsmittel«. Wer mal Lust auf Schweinebraten oder Sahnetorte hat, kann dieser Lust nach der strengen Phase des Programms nachgehen. Zwar nicht täglich, aber hin und wieder sollte es möglich sein. Denn uns ist wichtig, dass die Freude am Essen erhalten bleibt.

> Überdenken Sie mal Ihre Essgewohnheiten: Essen Sie oft alleine, womöglich nur Chips und Salzstangen vor dem Fernsehgerät?

Unser intelligenter Darm

Der menschliche Körper ist ein Wunder der Biochemie. Besonders Bauch und Darm, als dem Mittelpunkt unseres Daseins, kommt dabei eine zentrale Rolle zu.

Versorgung mit den lebenswichtigen Grundstoffen

> Nüchtern betrachtet, essen wir aus biochemischen Gründen – um dem Körper die Stoffe zuzuführen, die er braucht, um funktionieren zu können.

Wie man erst seit kurzem weiß, befinden sich im Darm nicht nur rund 70 Prozent unseres Abwehrsystems, sondern auch das sogenannte Bauchhirn hat hier seinen Platz. Aussprüche wie »Aus dem Bauch heraus kam für mich nur diese Lösung in Frage« mögen ja mitunter belächelt werden, doch haben sie einen handfesten Hintergrund. Im Darm sitzen nämlich rund 100 Millionen Nervenzellen. Und die sprechen die gleiche Sprache wie ihre Verwandten im Gehirn. Sie reagieren auf Glückshormone ebenso wie auf Adrenalin, das bei Stress ausgeschüttet wird. Außerdem gibt es eine Menge Neurotransmitter, sogenannte Botenstoffe, mit denen sich die Neurone untereinander verständigen. Viele dieser Botenstoffe werden im Darm produziert, so wird z. B. im Darm mehr Serotonin (unser Freudehormon!) hergestellt als im Gehirn. Auf diese Weise regelt das »Bauchhirn« nicht nur die Aktivitäten des Verdauungstraktes, sondern greift regulierend in unser gesamtes Nervensystem mit ein.

Reger Informationsaustausch

90 Prozent der Nervenverbindungen zwischen Darmhirn und Kopf verlaufen von unten nach oben. So ist das Gehirn ständig über den Zustand im Darm informiert. Die meisten Mitteilungen bleiben allerdings unbewusst. In der Regel spüren wir unseren Darm nur, wenn

er »Ärger« macht, etwa bei Übelkeit, Erbrechen, Blähungen oder Schmerzen. Alle übrigen Meldungen werden vom Gehirn meist als unwichtig ausgeblendet.

Was der Darm leistet

Kaum ein anderes Organ wird von uns und unserem Gehirn so schlecht behandelt und missachtet wie das Wunderwerk Darm. Dabei ist er es, der im Laufe eines 75-jährigen Menschenlebens rund 30 Tonnen Nahrung und 50.000 Liter Flüssigkeit verarbeitet. In einem komplizierten Zusammenspiel mit den übrigen Verdauungsorganen setzt er das um, was uns Kraft und Wohlbefinden gibt. Der Darm will für den Körper eigentlich nur das Beste. Seine Aufgabe, die nötigen Baustoffe aus dem vorbeiziehenden Nahrungsbrei herauszufischen und aufzunehmen, um beispielsweise genügend Material für den Aufbau von Nägeln, Haaren oder Knochen bereitzustellen, nimmt er sehr ernst. An das Gehirn geben bestimmte Sensoren in der Darmwand ständig Meldung über den Füllungszustand und die Zusammensetzung des Speisebreis. Sind lebenswichtige Teile nicht in der Nahrung enthalten, sendet das »Darmhirn« Signale an das Großhirn, beispielsweise: »Ich brauche Mangan, Kupfer, Eisen!«. Das Großhirn soll nun Appetit auf z. B. Erdbeeren entwickeln, die diese Stoffe beinhalten.

> Unser Körper besteht aus Milliarden spezialisierter Zellen. Jede Einzelne verlangt nach ausgewogener Nahrung, um funktionieren zu können. Der Darm leistet dabei enorme Arbeit, denn er ist die Schranke zwischen der Außenwelt und unserem Innersten.

Erdbeerkauf vorprogrammiert

Der Hypothalamus im Gehirn reagiert dann auch und veranlasst den Menschen prompt, Erdbeeren zu kaufen. Wenn er Glück hat, findet er gute Erdbeeren, in denen die gewünschten Stoffe reichlich vorhanden sind. Wenn er Pech hat und die Erdbeeren nicht viel mehr als Wasser enthalten, ist der Darm unzufrieden. Er sendet weiter:

»Kupfer, Eisen, Mangan!«. Das Bedürfnis ist jetzt so stark, dass man als nächstes einen Erdbeerjoghurt kauft, der immerhin einen intensiven Geschmack und Geruch nach Erdbeeren hat. Was viele nicht wissen: Im Erdbeerjoghurt befinden sich keine Erdbeeren, sondern nur deren Aroma und chemische Geschmacksverstärker, an Sägespäne gebunden. Letztere sorgen dann für den typisch intensiven Erdbeergeschmack und verführerischen Erdbeergeruch. Die Krönung: Da Sägespäne ein natürliches Produkt sind, darf auf dem Joghurt der Vermerk »natürliches Aroma« stehen. Das klingt für den Verbraucher gesund. Er isst aber tatsächlich nichts anderes als künstliche Aromen und merkt es nicht einmal.

Wir schaden uns selbst

Der Darm wird jetzt immer unzufriedener und verliert im Laufe der Zeit das Vertrauen ans Gehirn. Die Folge: Die Substanzen, nach denen der Körper verlangt und die er braucht, sind in vielen Nahrungsmitteln nicht mehr vorhanden. Denn das Gehirn lässt sich täuschen. Der Darm merkt das zwar, kann aber nichts machen. Und so essen die Menschen immer mehr, in dem verzweifelten Bestreben, das zu bekommen, was ihnen wirklich fehlt. Und werden dabei immer dicker – und häufig auch kränker.

Wir lassen uns täuschen

Auch Süßstoffe oder Zuckerersatzstoffe in Lightprodukten richten großen Schaden an. Sie täuschen dem Körper Süßes vor. Die Bauchspeicheldrüse schüttet daraufhin sehr viel Insulin aus. Dadurch wird aller Blutzucker verbrannt, und man bekommt noch mehr Hunger – ein Teufelskreis. Dies sind zwei wichtige Gründe, warum wir mehr essen als wir brauchen und mittlerweile Europameister bei den Übergewichtigen sind.

Fertigprodukte enthalten oft sogenannte Zuckeralkohole wie Sorbit, Mannit, Isomalt und Xylit, oder Süßstoffe wie Saccharin, Cyclamat, Aspartam und Acesulfam, deren Unbedenklichkeit recht umstritten sind. Saccharin wird z. B. in der Schweinemast als Appetit stimulierendes Mastmittel eingesetzt – und wir geben es in unseren Kaffee!

BMI als Messwert für Übergewicht

Mit dem Bodymass-Index (BMI) kann jeder Einzelne errechnen, ob er an Übergewicht leidet. Die Formel lautet: BMI = Körpergewicht geteilt durch das Quadrat der Körpergröße (kg/m^2). Ab einem BMI von 25 gilt man als übergewichtig, ab 31 als fettleibig.

In Deutschland haben 75,4 % der Männer und 58,9 % der Frauen, die älter als 25 Jahre sind, einen BMI von über 25. Männer und Frauen gemeinsam betrachtet ergeben: 66,5 % der Deutschen sind zu dick!

Verglichen mit den Zahlen aus den USA zeigt sich: 66,3 % der Amerikaner sind zu dick, 70,8 % der amerikanischen Männer und 61,8 % der amerikanischen Frauen sind übergewichtig mit einem BMI >25.

Bei der Anzahl der wirklich fettsüchtigen (BMI > 30) sind die Amerikaner mit 31,1 % der Männer und 33,2 % der Frauen an der Spitze. Hier haben wir in Deutschland mit 22,5 % (Männer) und 23,3 % (Frauen) noch »Nachholbedarf«. Bei den Zahlen aus den USA sind allerdings Erwachsene ab 20 Jahren berücksichtigt worden.

Quelle: International Association for the Study of Obesity« (IASO)

Sehen wir den Tatsachen ins Gesicht

Ein weiterer Grund, ist die Art, wie wir meistens essen. Nicht nur dass wir uns oft »leere« Lebensmittel zuführen, die keine wichtigen Nährstoffe wie Mineralien, Vitamine und sekundäre Pflanzenstoffe mehr enthalten. Viele Menschen essen auch unentwegt: Ein Müsliriegel, ein Joghurt, ein Kaugummi können doch keine Sünde sein, oder? Doch, können sie. Denn durch das häufige Nachschieben von Lebensmitteln – selbst wenn es sich dabei um gesunde handelte –

Der Bodymass-Index (BMI) ist eine Messgröße für Übergewicht. Als behandlungsbedürftig sieht die Weltgesundheitsorganisation (WHO) einen BMI von über 25 an.

werden Darm und Verdauungsorgane ständig angeregt und haben keine Ruhepausen mehr. Die aufgenommene Nahrung kann gar nicht mehr richtig verarbeitet werden. Deswegen geht man heute eigentlich wieder weg von der lange vertretenen Ansicht, viele kleine Mahlzeiten pro Tag seien gesünder als drei große. Um dem Darm und Ihrer schlanken Linie eine Chance zu geben, wird bei dem Metabolic-Balance-Stoffwechselprogramm die Auffassung vertreten, dass es am besten ist, tatsächlich nur drei Mahlzeiten pro Tag zu essen und dazwischen jeweils eine Pause von fünf Stunden zu machen. Zu ihrem eigenen Erstaunen berichten die Teilnehmer immer wieder, dass sie trotz dieser fünf Stunden Pausen weniger Hunger haben als vorher.

Was Bauch und Darm guttut

> Eine der wichtigsten Regeln bei Metabolic Balance lautet: Nur drei Mahlzeiten am Tag verzehren. Damit wird dem Stoffwechsel Ruhe gegönnt, und die Fettreserven können abgebaut werden.

Es gibt eine Vielzahl von Dingen, die man beachten kann, um sich selbst und seinem Darm täglich Gutes zu tun. Hier ein paar Tipps, Hilfen und Anregungen.

Bewusst essen

Grundsätzlich ist ein entspanntes Essen und Kauen sehr wichtig. Man sollte sich Zeit für die Mahlzeiten nehmen und sich beim Essen nicht durch andere Dinge wie Fernsehen oder Zeitunglesen ablenken lassen oder noch schnell zwischen dem Verlassen des Büros und dem Einsteigen in den nächsten Bus etwas zu essen zu kaufen und in aller Eile herunterschlucken, bevor man die noch zu erledigenden Einkäufe tätigt. Jede Form von Stress stoppt die Produktion der Verdauungshormone und führt somit zu schlechter Verdauung mit Blähungen, Völlegefühl und Bauchschmerzen. Das Essen gehört Bauch und Darm, nicht dem Gehirn!

In angenehmer Gesellschaft essen

Die Menschen, mit denen man zusammen speist, sollte man sich genau aussuchen. Die Atmosphäre sollte entspannt und harmonisch sein. Das Essen soll mit Genuss eingenommen werden. Denn wer sich beim Essen aufregt, verdaut schlecht.

Den Körper spüren

Mit dem Bauch Kontakt aufnehmen: Berühren Sie täglich sanft Ihren Bauch, am besten vor den Mahlzeiten. So können Sie z. B. beide Hände für wenige Minuten auf den Bauch auflegen. Atmen Sie dabei tief ein und aus. Dadurch verbessert sich die Durchblutung, und es entsteht nach kurzer Zeit ein angenehmes Wärmegefühl. Der Bauch fühlt sich wohl und dankt es mit einer guten Verdauung der zugeführten Speisen.

> Der Darm, unsere intelligente Mitte, erledigt seine Arbeit auch dank der Hilfe von unzähligen Milchsäurebakterien. Wir können ihm helfen, indem wir milchsauer vergorene Produkte verzehren.

Die Heilkräfte der Natur nutzen

Kräuter für den Bauch: Knoblauch, Bärlauch, Rettich, Kresse, Zwiebel, Thymian haben antibiotische Wirkungen und sind Helfer im Kampf gegen Pilze, Bakterien und Viren. Auch ein Glas Obstessig-Wasser am Tag kann Pilze von der Darmwand lösen. Sehr zu empfehlen ist außerdem die Aufnahme von Milchsäurebakterien über milchsaure Gemüse, Brottrunk und milchsaure Gemüsesäfte.

Die Darmmotorik ankurbeln

Indische Flohsamenschalen zur Darmreinigung: Flohsamenschalen entstammen einer südländischen Wegerichart. In den USA und zunehmend auch bei uns gelten sie als schonendes Darmregulans. Im Darm quellen die Hüllen um das 20-fache auf. Dabei saugen sie wie ein Schwamm Fäulnisbakterien und Darmgifte auf, die dann anschließend ausgeschieden werden können. Flohsamen fördern das

WARUM ESSEN WIR ÜBERHAUPT?

Um jeden Tag mit Schwung und Energie zu meistern, brauchen wir Vitamine und Mineralstoffe.

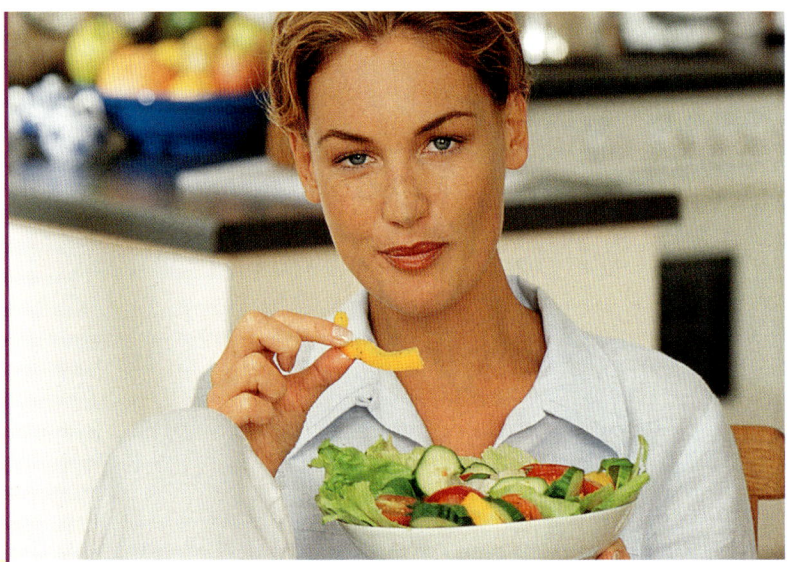

Die Natur macht es uns im Täglichen vor. Sie ist ständig im Wandel und offen für neue Herausforderungen.

Wachstum von darmfreundlichen Laktobazillen und die Vitaminsynthese im Darm. Flohsamenhüllen wirken sich auch positiv auf den Stoffwechsel von Blutfett und Glukose aus. Außerdem reduzieren sie Hungergefühle und sind ein gesunder Magenfüller. Man kann die Flohsamen in Säfte oder Wasser einrühren und nach einer Quellzeit von etwa 10 bis 15 Minuten trinken.

Wunder aus der Biochemie

Nicht nur unsere Welt, auch unser Körper ist in ständigem Wandel. Die rund 80 Billionen Zellen verändern sich in jeder Sekunde, in der wir leben. Die positive Nachricht: Alle Körperzellen regenerieren sich im Laufe des Lebens immer wieder. So werden weiße Blutkörperchen ca. zwei bis sechs Tage alt, Darmzellen drei bis acht Tage und rote

Blutkörperchen bis zu 120 Tage! Nach drei bis vier Wochen ist unsere Urlaubsbräune verschwunden, weil sich eine neue Hautschicht gebildet hat, Nägel und Haare müssen geschnitten werden, weil sie von unten her wieder nachwachsen. Sämtliche Organe wie Leber, Nieren, aber auch Haut und Knochen bilden sich immer wieder neu. Am längsten leben die Nervenzellen, nämlich bis zu sieben Jahren. Spätestens dann ist der Körper einmal runderneuert!

Gedanken aktiv beeinflussen

Was sich nicht regeneriert, sind unsere Gedanken, es sei denn, wir sind bereit, da aktiv etwas zu ändern. Diese immer wieder gleichen Gedanken sorgen dafür, dass ein abgenutztes Gelenk wieder in seiner abgenutzten Form nachgebildet wird und nicht als neues und gesundes Gelenk. Sätze wie »das wird mir den Rest meines Lebens bleiben« oder »das hat doch alles keinen Sinn« setzt unser Körper wie einen Befehl um und baut in die neuen Zellen sofort diese alten Informationen ein.

Auf uns selber achten

Doch das Wunder ist, dass durch den Prozess der ständigen Zellneubildung das Potenzial offenbar wird, dass wir immer wieder die Möglichkeiten haben für neue, positive Gedanken und für Heilung. Wenn wir uns dessen bewusst sind, in jeder Sekunde, an jedem Tag, dann können wir auch selbst alles verändern. Und ganz bestimmt auch unsere Essgewohnheiten, unser Gewicht und unsere Einstellung zu unserem Körper. Das und noch viel mehr können Sie mit dem vorliegenden Mentaltraining von Metabolic Balance erreichen. Machen Sie mit und lesen Sie weiter im nächsten Kapitel über die Kraft der Gedanken – damit Sie Ihre Zellen in Zukunft mit gesunder Gedankennahrung füttern!

> Der ständigen Erneuerung von Körperzellen gleich, sollten wir mental in der Lage sein, neue Verhaltensregeln wahrzunehmen und einzustudieren.

Es gilt, richtige Denkmuster zu erkennen und
diese durch Übungen zu übernehmen.

Die Kraftquelle der Gedanken nutzen

Bewusst essen und handeln, um langfristig schlank zu werden

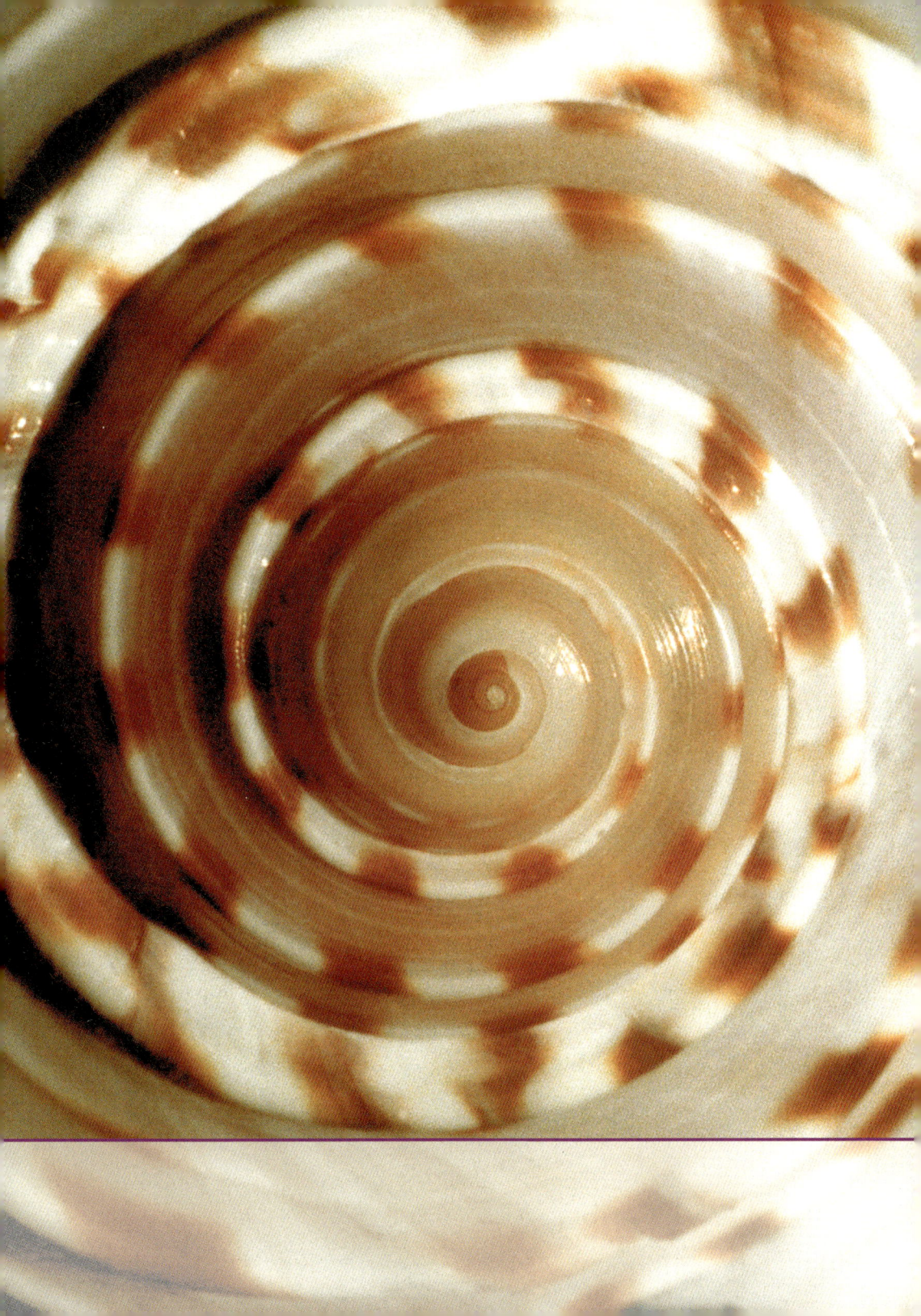

Auf die richtige Schwingung kommt es an

Sicherlich haben Sie schon oft davon gehört, dass Menschen einfach Wünsche bestellen und ans Universum schicken oder durch ihre »Mentalkräfte« oder positives Denken leichter und schneller ihre Ziele erreichen als andere. Und Sie wissen auch, dass der Glaube sogar Berge versetzen kann. Dass es sich hierbei nicht um Hokuspokus handelt oder nur ein paar »Auserwählten« vorbehalten ist, sondern dass diese Fähigkeiten jeder Mensch ganz automatisch besitzt – ob er darüber Bescheid weiß oder nicht – wissen viele nicht. Heutzutage kann jedoch die moderne Quantenphysik beweisen, dass alles um uns herum – auch die härteste Materie – nichts anderes als Schwingung ist. Die kleinsten Bausteine der Welt sind Atome – sie bestehen aus Elektronen und Protonen, die man als Materie oder als Schwingung auffassen kann. Diese Schwingung kann man sich als Welle vorstellen. Ob Baum, Stein, Berg oder Mensch – alles, was existiert, schwingt und sendet und empfängt Informationen. Über diese Schwingung steht auch alles, was existiert, miteinander in Verbindung, und so belegt die moderne Quantenphysik auch den Satz: Wir sind nicht allein! Denn über die Schwingung sind wir mit allem verbunden, was existiert.

> Schon bei der ersten Begegnung mit einem Menschen wissen wir, ob die »Wellenlänge« stimmt. Da verlassen wir uns auf unser Gefühl.

Die richtige Wellenlänge

Wir bestehen sozusagen sowohl aus Materie als auch aus energetischer Schwingung. Wir senden ständig bestimmte Frequenzen und empfangen solche. Wir sind also gleichzeitig Sender und Empfänger: Ständig senden wir wie ein Fernsehturm solche energetischen

Wellen aus und sind in der Lage, Schwingungen zu empfangen. Das wichtigste Gesetz, das für den gesamten Kosmos gilt, heißt Resonanzgesetz und besagt so viel wie: Gleich und Gleich gesellt sich gern. Das heißt, Gleiches zieht sich immer an. Am besten empfangen wir die Frequenzen, die wir auch aussenden, auf die unser Sende- und Empfangsapparat eingestellt ist. Z. B. spüren Sie intuitiv ganz genau – Wissenschaftler sprechen hier sogar von Bruchteilen von Sekunden – ob Sie jemanden, den sie gerade erst kennen lernen, mögen oder nicht, ob er Ihnen sympathisch ist oder nicht, ob dieser Mensch sozusagen auf Ihrer »Wellenlänge« liegt. Hieraus können wir für unser tägliches Leben eine grundlegende Erkenntnis ableiten, die besagt:

Wir ziehen die Energien an, die wir auch aussenden!

Ob wir das wollen oder nicht, glauben und verstehen oder nicht, spielt also gar keine Rolle dafür, dass es funktioniert. Wir sind diesem Naturgesetz ebenso unterstellt wie alles Übrige auf der Welt. Alles, was ich empfangen habe an Gedanken oder auch materiellen Dingen und Begebenheiten, sind also die Resultate meiner vorher gedachten und ausgesandten Gedanken. Meine Umgebung – und auch meinen Körper – habe ich durch meine Gedanken so erschaffen, wie sie jetzt sind. Und wer um diese Gesetzmäßigkeiten weiß, der weiß ab jetzt auch, dass er alles ändern und zum Positiven wenden kann! Fangen Sie gleich damit an! Lesen Sie in den nächsten Kapiteln mehr über Gedanken, Wünsche und die Verwirklichung von Zielen und machen Sie kleine Übungen dazu. All das wird dazu beitragen, dass Ihr »Fernsehturm« nicht mehr Zufallssendungen ausstrahlt und empfängt, sondern, dass Sie ab jetzt selbst bestimmen, welches Programm da abläuft! Es gilt: Aktiv werden, im wahrsten Sinne des Wortes, und die Kraft der Natur nutzen, um uns wohlzufühlen.

> Positiv denken wirkt sich auf alle Bereiche des täglichen Lebens aus: Man ist konzentrierter, arbeitet gewissenhaft und genießt die freie Zeit.

KRAFTQUELLE DER GEDANKEN NUTZEN

Versuch: Rubidium – Wir sehen, was wir wollen!

Ein Versuch aus dem Institut für Quantenphysik in München-Garching soll verdeutlichen, dass wir nur das sehen, was wir wollen:

- 30 Studenten sitzen in einem Raum. Der Professor erklärt: »Auf der einen Seite des Raumes seht ihr eine Quelle, die Rubidium-Atome aussendet. Diese werden an der gegenüberliegenden Wand auftreffen. Zuvor müssen sie in der Mitte des Raumes einen Filter passieren, der drei Öffnungen, drei Längsschlitze, hat. Jetzt schauen wir mal, was auf der anderen Seite auf der Wand passiert.«
- Der Raum wird verdunkelt, und der Professor drückt auf einen Knopf. Die Quelle mit den Rubidium-Atomen wird angeschaltet. Auf der anderen Seite der Wand erscheinen – wie durch den Filter nicht anders zu erwarten – drei leuchtende Striche. Es konnte also objektiv gezeigt werden, dass drei Lichtstriche an der Wand aufgetroffen sind. Der Professor erklärt: »Das war der erste Versuchsteil. Nun kommt der zweite, für den ich diesmal den Filter entferne.«
- Der Raum wird wieder verdunkelt, und alle Studenten sehen jetzt: Die ganze Wand ist gleichmäßig mit hellen Punkten bedeckt.
- Der Professor fährt fort: »Und nun kommt das Ergebnis des Versuches: Ich habe euch gesagt, dass ich den Filter entfernt habe. Aber das stimmte nicht! Ich habe den Filter drin gelassen. Trotzdem habt ihr die Rubidium-Atome anders wahrgenommen als im ersten Teil des Versuchs!«

Was ist wahr?

Der erste und der zweite Versuch waren völlig identisch, nur die Erwartung der Studenten war anders. Im ersten Versuch haben sie die Atome als Teilchen gesehen, die nur durch die drei Schlitze die gegenüberliegende Wand erreichen, im zweiten Versuch wussten alle, dass die Atome sich gleichmäßig verteilen werden, was nur auf

---

Rubidium ist ein leichtentzündliches, chemisches Element, das zu den Alkalimetallen gehört. An der Luft ist es unbeständig. Wenn es mit Wasser in Kontakt kommt, reagiert es heftig, bildet Rubidiumhydroxid und Wasserstoff, der sich in der Luft entzündet. Rubidiumionen färben Flammen rot.

Grund der Welleneigenschaft passieren kann! Es liegt also nicht am Versuchsaufbau, der entscheidet, wie die Atome wahrgenommen werden. Nein, wir sind es. Wir entscheiden, wie wir etwas wahrnehmen wollen. Die Entscheidung unserer Gedanken bestimmt, ob wir z. B. das Licht als energetische Schwingung oder als eine Menge von Teilchen (Photonen) wahrnehmen.

Viele Menschen haben sich den Satz zu eigen gemacht:

»Ich glaube nur das, was ich sehe!«

Der Rubidium-Versuch dreht den Satz geradezu um. Er lautet nun:

»Ich sehe nur das, was ich glaube!«

Der Rubidium-Versuch zeigt auch, dass unsere materielle Welt letztlich nicht aus starrer Materie besteht, sondern aus Schwingungen, Energie, Wellen. Und das hat Albert Einstein mit seiner Relativitätstheorie (Energie = Masse x Lichtgeschwindigkeit[2]) ausgedrückt. Der Physik zufolge, wird aus Masse Energie und umgekehrt aus Energie Masse hergestellt. Und für die, die ein paar Pfunde verlieren möchten, heißt das ganz wörtlich: Wandeln Sie diese Masse durch die richtigen Gedanken ganz einfach in Energie um!

> Die Macht der Einbildung ist stark. Doch wenn wir diese Energie ins Positive umlenken können, erhalten wir die Kraft, ungewohnte Situationen zu meistern.

Beispiel: Tod im Kühlhaus

Auch die Geschichte der zwei Elektriker, die nach Feierabend in einem Kühlhaus arbeiteten, verdeutlicht, wie sehr unsere Gedanken unser Leben bestimmen: Die Tür fällt zu, und sie kommen nicht mehr raus. Am nächsten Tag stellt der Arzt fest: »Tod durch Erfrieren.« Doch der Chef sagt: »Das kann nicht sein, da alle Kühlaggregate ausgeschaltet waren!« Tatsächlich war der Raum nicht kälter als + 11 °C. Doch das Bewusstsein »Wir sind in einem Kühlhaus eingeschlossen und werden erfrieren«, führte dazu, dass sie erfroren.

Woher kommen all die Gedanken?

*»Die Gedanken sind frei, wer kann sie erraten,
sie fliehen vorbei, wie nächtliche Schatten.
Kein Mensch kann sie wissen, kein Jäger erschießen,
mit Pulver und Blei: die Gedanken sind frei.*

*Ich denke, was ich will, und was mich beglücket.
Doch alles in der Still und wie es sich schicket.
Mein Wunsch und Begehren kann niemand verwehren.
Es bleibet dabei: die Gedanken sind frei.«*

> Dass es prinzipiell möglich ist, seine Gedanken zu bündeln und auf ein bestimmtes Ziel zu richten, hat bei kleineren Begebenheiten wohl jeder von uns schon erlebt.

So lauten zwei Strophen eines alten deutschen Volksliedes. Ein wunderschöner Liedtext, der uns das Gefühl von Freisein vermittelt. Aber sind wir wirklich frei? Die ehrliche Antwort lautet: Nein. Denn oft sind es die Gedanken, die mit uns durchgehen wie wilde Pferde. Sie drängen sich häufig förmlich auf und beherrschen unser Leben.

Unser Gehirn ist immer aktiv

Forscher haben festgestellt, dass wir unentwegt denken und etwas verarbeiten, auch wenn wir glauben, nicht zu denken. So denkt jeder Mensch im Schnitt rund 60.000 Gedanken pro Tag. Nur ein kleiner Bruchteil dieser Gedanken ist uns bewusst, lediglich drei Prozent dieser Gedanken haben aufbauenden oder hilfreichen Charakter. Ein Viertel aller Gedanken ist sogar destruktiver Natur und fast zwei Drittel – rund 43.200! – Gedanken sind flüchtig und gänzlich unbedeutend. Das macht deutlich, wie wichtig es ist, ein bisschen Licht in den Gedanken-Dschungel zu bringen – gerade wenn es darum geht, sich etwas zu wünschen. Deshalb bedürfen auch Wünsche und Ziele einer universellen Logik und sollten nicht wahllos gewünscht werden.

UNERKANNTE
MÄCHTE

Übung: Vor der Tür

Stellen Sie sich vor, Sie bekommen von einer Person Besuch, die Sie vorher selbst auserwählt und lange genug nur mit der Kraft Ihrer Gedanken eingeladen haben. Es klingelt an der Tür, und Sie sind nicht überrascht, dass Ihre Freundin nun leibhaftig vor Ihnen steht.

Übung: Auf der Straße

Etwa zehn Meter vor Ihnen geht eine Person, die Sie nicht kennen. Sehen Sie ihr ruhig und fest auf den Nacken. Stellen Sie sich lang und intensiv vor, wie die betreffende Person den Kopf nach Ihnen umdreht. Wichtig ist nur, dass Sie keinerlei Geräusche von sich geben, also nicht etwa husten oder sich räuspern. Die Verbindung darf nur durch Ihre Gedankenkraft zustande kommen. Mit größter Wahrscheinlichkeit wird sich diese Person jetzt nach Ihnen umdrehen. Jeder Mensch hat solche »Kräfte« in sich. Und prinzipiell kann man mit allen Gedanken so verfahren.

Wichtig ist jedoch genau zu überlegen, welche Gedanken man durchdenken und zielorientiert anwenden will. Denn Gedanken haben die Kraft und das Bestreben, sich zu verwirklichen.

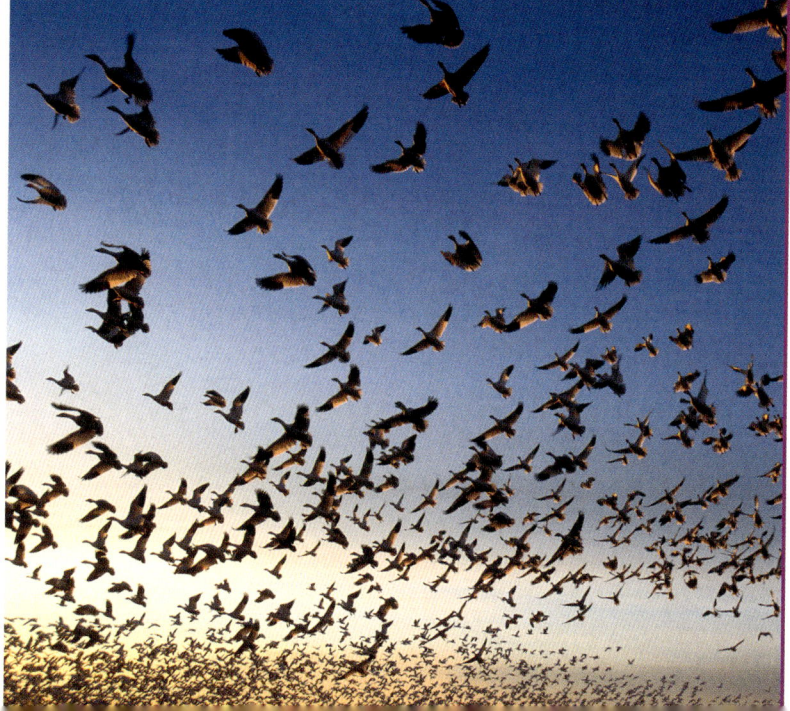

Gedanken sind frei wie Vögel, man kann sie nicht aufhalten.

Forschung für uns alle

Seit einigen Jahren gibt es Forschungsgruppen, die an Systemen arbeiten, um einen Kontakt zwischen Mensch und Maschine herzustellen. Zwischen Gehirn und Rechner wird dabei eine Schnittstelle entwickelt, das Brain-Computer-Interface (BCI). Die elektrische Hirnaktivität wird mit Hilfe des Elektroenzephalogramms (EEG) gemessen. Diese Signale, die verstärkt und an den Computer übermittelt werden, werden dann in technische Steuerungssignale umgewandelt. Im Prinzip funktioniert es so, dass bereits die Aktivität des Gehirns die rein gedankliche Vorstellung eines Verhaltens wiedergibt, z.B. reicht nur die Vorstellung, eine Hand oder einen Fuß zu bewegen. Die Veränderungen des Hirnstrombildes werden vom BCI erkannt. So können auf diese Weise Geräte gesteuert werden, die an einen Computer angeschlossen sind. Dies ist dann sogar über das Internet, also über weite Entfernungen, durchführbar.

> Die elektrische Hirnaktivität in computergestützte Werkzeuge zu übertragen ist ein Anliegen der Forschung, um Patienten zu helfen, die querschnittsgelähmt sind oder an Muskelschwund leiden.

Den Gedanken auf der Spur

Die Gottlieb Daimler- und Karl Benz-Stiftung versammelte im Mai 2007 führende Hirnforscher aus Europa und Nordamerika in Berlin auf einer Tagung zum Thema »Gedankenforscher – was unser Gehirn über unsere Gedanken verrät«. Hier ging es nicht nur um die Frage, welche Aktivierungen sich im Gehirn bei bestimmten Aufgaben messen lassen, sondern man wollte dem menschlichen Denken mit den Methoden der Hirnforschung möglichst nahekommen.

Beispiel: Gedanken kontrollieren

Wie man Gedanken nicht bloß entdecken, sondern mit ihnen sogar auch motorische Aktionen ausführen kann, zeigte Professor Gabriel Curio von der Berliner Universitätsklinik Charité. Dass Gedanken tatsächlich »Materie bewegen können«, wies der Professor anhand einer Studie auf, bei der Versuchspersonen durch gedankliche Kontrolle Zeiger auf einem Computerbildschirm steuern konnten. Ein sogenannter Klassifikationsalgorithmus konnte mit fast 100-prozentiger Wahrscheinlichkeit vorhersagen, ob die Testpersonen den Zeiger als nächstes nach links oder rechts bewegen würden. In einer Weiterentwicklung schaffte der Professor es sogar, ein Tetrisspiel über gedankliche Kontrolle steuern zu lassen, in dem die Bausteine nicht nur in verschiedene Richtungen bewegt, sondern auch rotiert werden mussten.

Das Kommando übernehmen: Trainieren Sie Ihre Gedanken!

Die meisten Menschen sind der Meinung, dass Glück und Erfolg vom Zufall geprägt sind. Dies ist jedoch nicht so. Das Erleben von Glück und Erfolg ist etwas sehr Individuelles und wird daher auch von jedem anders empfunden.

> Aktiv sein, lautet ein gutes Motto. Nicht nur den Körper bewegen, sondern auch das Gehirn trainieren. So wird man leichter und fitter.

Sie sind der Regisseur Ihres Lebens

Jeder entscheidet für sich, ob er glücklich oder unglücklich sein will – in jeder Sekunde seines Lebens. Ist man sich darüber im Klaren, dass nur man selbst »seines Glückes Schmied ist«, dann ist man auch in der glücklichen Lage, die Dinge verändern zu können. Denn es sind stets die Gedanken, die einen glücklich oder unglücklich machen. Wenn Sie ab sofort für Ihre Gedanken die volle Verantwortung übernehmen, offenbart das gleichermaßen auch viele Zusammenhänge in Ihrem Leben.

Selbstkritik üben

Stellen Sie sich selbst doch einfach mal die kritische Frage: Was genau denke ich über das Leben, meine Freunde, die Gesellschaft …? Es gibt die bewussten Gedanken und die im Unterbewusstsein gespeicherten Anker, Muster, Überzeugungen, Glaubenssätze. Man nennt sie »Konditionierungen«.

Einem Computer gleich

Bildhaft gesehen ist das Unterbewusstsein der größte Computer überhaupt. Alle Daten, alle Erlebnisse, Erinnerungen, Gefühle und Gedanken werden auf dieser Festplatte ohne vorherige Bewertung abgespeichert. Meistens haben wir aber vergessen bzw. sind uns gar nicht bewusst, welche Programme dort gespeichert sind und immer wieder abgerufen werden. Trotzdem wird automatisch eine Verbindung zum Unterbewusstsein (unsere Festplatte) und den alten Programmen hergestellt – ganz gleich, ob wir diese Tatsache bemerken oder nicht. Dieses Abgleichen von Informationen (Gefühle – Gedanken – Erinnerungen) stellt sofort einen Bezug zu den aktuellen Themen oder Situationen her. Die automatische Steuerung und der Datenzugriff hindern uns dann häufig daran, die Dinge um uns herum so wahrzunehmen und zu interpretieren, wie sie wirklich sind. Wir sehen sie immer durch den Filter unserer bisher gespeicherten Erlebnisse.

Mit Verstand handeln

Ist ein Computer fehlerhaft programmiert, so werden die Auswirkungen ebenfalls mangelhaft sein. Achten Sie deshalb ab sofort ganz gezielt auf Ihre Gedanken und nehmen die Programmierung Ihres Computers in die eigenen Hände! Denn jeder Gedanke hat seine bestimmte Energie! Was senden Sie stündlich, täglich, wöchentlich

---

Das Kommando selbst übernehmen. Überlassen Sie es nicht anderen, für Sie zu denken. Schließlich geht es um Ihr Leben.

wohin? Negative Gedanken, Worte und auch Gefühle ziehen negative Gedanken, Worte und auch Gefühle an. Werden Sie sich bewusst, dass Sie durch die Summe Ihrer Gedanken, Worte und Gefühle Ihre ganz persönliche Realität erschaffen! Der Mensch ist das einzige Wesen im ganzen Universum, das mit der Fähigkeit ausgestattet ist, Gedanken bewusst einzusetzen. Viele Menschen gehen jedoch sehr fahrlässig mit ihnen und mit Worten um. Bereits ein einziges Wort – z. B. »Nein« – ist imstande, alles zu verändern! Deswegen ist es so wichtig, dass Sie ab jetzt der Regisseur Ihres Lebens sind und auf Ihre Gedanken, Worte und Gefühle achten und dass Sie erkennen, welche Konsequenzen diese möglicherweise auf Ihr Leben haben. Henry Ford sagte einmal: »Eine Sache entwickelt sich wie von selbst, wenn man ständig daran denkt. Wenn Sie also Erfolg unvermeidbar machen wollen, dann schaffen Sie sich durch ständiges zielgerichtetes Denken das Bewusstsein eines Erfolgreichen.«

Unsere Festplatte

Alles was Sie sagen, denken oder fühlen – auch unbewusst – wird energetisch auf Ihrer »Festplatte« gespeichert und kehrt gewissermaßen wie ein Bumerang zu Ihnen zurück. Ihr Film beginnt und endet immer bei Ihnen selbst! Drehen Sie kein Drama, sondern Ihren individuellen Film über Glück, Erfolg, positive Gefühle und natürlich: mit Happy-End!

Die Begriffe des modernen Computeralltags lassen sich ganz gut auf die Gehirnfunktion übertragen. Wer sich mental weiterentwickelt, der wendet sozusagen eine neue Software für seinen Körper an.

Übung: Liebe, Glück, Wohlempfinden

Schließen Sie für einen Moment die Augen und setzen Sie sich bequem an einen ruhigen Ort, an dem Sie voraussichtlich keiner stören wird. Denken Sie zuerst ganz lang das Wort Liebe, dann das Wort Glück – und fühlen Sie, wie die Energie dieser wohlklingenden Worte auf Sie wirkt.

Wünsche formulieren – aber richtig!

Wir alle haben Wünsche! Vielleicht lassen einige der Wünsche schon sehr lange auf sich warten. Eine Wunscherfüllung kann aber nur dann erfolgreich sein, wenn man die nötigen Grundlagen dafür geschaffen hat. Erinnern Sie sich: Jeder Gedanke ist Energie! Stellen Sie sich Ihre Gedankenschwingung vor wie unsichtbares Licht. Man könnte auch sagen: Materie ist nichts anderes als verdichtete Gedankenenergie, denn wer einen Tisch bauen möchte, braucht zuerst die Idee des Tisches, den Gedanken.

Beispiel: Brüder Grimm

Umgekehrt funktioniert das natürlich genauso. Auch unbewusst oder undurchdachte Gedanken dringen zur Verwirklichung, wie das Märchen »Drei Wünsche« von den Brüdern Grimm verdeutlicht.

Drei Wünsche frei

Ein armer Holzfäller wird von einem Wunderwesen mit drei Wünschen beglückt. Als die Frau des Holzfällers das Sauerkraut auf den Tisch stellte, sagte sie: »Ich wünschte, wir hätten auch Würste dazu!« Der Raum glitzerte, und tatsächlich lagen in der großen Schüssel plötzlich lecker riechende Würste. Oh nein! Der erste Wunsch war schon eingelöst. Die Frau fing an bitterlich zu weinen und bereute es, so mir nichts, dir nichts, einen Wunsch vergeudet zu haben. Der Holzfäller wurde wütend und schrie: »Ich wünschte mir, die blöden Würste würden an deiner Nase hängen!« Wiederum glitzerte das Licht und oh Schreck, die Würste hingen an der Nase der Frau. Was war das Ende vom Lied? Der Holzfäller musste auch seinen dritten Wunsch vergeuden, indem er die Würste auf den Teller zurück wünschte, um seine Frau zu erlösen.

Erst nachdenken, dann Gedanken äußern. Wer genau bezeichnen kann, was er will, kommt schneller ins Ziel und vergeudet nicht seine Kraft.

Beispiel: Anerkennung erhofft

Wie absurd manche Wünsche sein können, mag auch das Beispiel eines in Deutschland lebenden Koreaners aufzeigen: Der Asiate hat einen schlanken, sportlichen Körper, aber seine Mutter hatte ihm immer eingetrichtert, er sei zu dünn und müsse unbedingt zunehmen. Nun lebt er auf dem bayerischen Land und fühlt sich von den dicken Männern in Lederhosen wenig ernst genommen. Sein größter Wunsch ist es, einen Bierbauch zu bekommen …

> An diesem Beispiel kann man sehen, dass der Koreaner eigentlich den Wunsch nach Kontakt und Anerkennung hat und nicht primär einen Bierbauch haben will.

Richtig wünschen

Nicht jeder Wunsch kann zu jeder Zeit erfüllt werden. Deswegen sollte man die Wünsche nach ihrer Wichtigkeit und ihrem zeitlichen Rang einordnen. Vor allem aber sollten sie im Einklang mit dem eigenen Lebensplan stehen. Wer das mit Zettel und Bleistift für sich versucht, merkt schnell, was gerade ansteht. Grundsätzlich gibt es zwei Arten von Wünschen:
▶ Herzenswünsche für den Lebensweg, einem Kompass gleich,
▶ Wünsche, mit denen man etwas anderes kompensiert.

Ganz wichtig: Für das Unterbewusstsein ist es bedeutsam, dass Sie sich vorstellen, dass der Wunsch schon in Erfüllung gegangen ist! Tun Sie einfach so als ob! Wie sieht das Wahrwerden Ihrer Träume aus? Wie fühlt sich das an? Was sehen Sie? Was hören Sie? Was fühlen Sie? Gibt es einen dazu passenden Geruch oder Geschmack? Malen Sie sich dieses Bild in den buntesten Farben aus und genießen Sie es mit allen fünf Sinnen. Mit anderen Worten: Kümmern Sie sich um Ihr Glück, sonst verkümmert es. Investieren Sie in Ihre Träume – es lohnt sich. Geben Sie den wesentlichen Wünschen Raum und tun Sie auch etwas dafür, frei nach einem koreanischen Sprichwort: »Es genügt nicht, zum Fluss zu kommen mit dem Wunsch, Fische zu fangen, man muss auch das Netz mitbringen!«

Übung: Zu Hause auf dem Sofa

Setzen Sie sich bequem, aber aufrecht, auf einen Stuhl oder auf ein Sofa. Der Rücken sollte gerade angelehnt, die Füße auf dem Boden sein. Schließen Sie die Augen und atmen Sie dreimal tief ein und aus und konzentrieren sich dabei vollkommen auf den Atem. Jetzt gehen Sie in Gedanken durch Ihre Wohnung. Sie gehen durch die Diele in jedes einzelne Zimmer, betrachten alle Möbelstücke und Gegenstände und fühlen sich einfach wohl in Ihren eigenen vier Wänden. Prägen Sie sich alles gut ein. Bleiben Sie am Ende dann im Flur vor einem großen Spiegel stehen und betrachten Sie Ihr Spiegelbild. Bewundern Sie sich im Spiegel, nach dem Motto: »Ja, das bin ich.« Jetzt machen Sie die Augen wieder auf und kommen zurück in die Gegenwart. Wie haben Sie sich im Spiegel wahrgenommen – als schlanker oder fülliger Mensch?

Positiv denken

Die meisten von Ihnen werden vermutlich sogar antworten: als dicker Mensch. Und genau da liegt der »Hase im Pfeffer«. Solange man von sich ein inneres Bild als übergewichtige Person hat, wird sich nichts ändern. Das Abnehmen wird schwerfallen. Deswegen ist es wichtig, in der nächsten Meditation die dicke Person gegen eine dünne auszutauschen. Wann immer wir an uns denken – und das tun wir ja eigentlich mehrmals täglich – sollten wir stets das »dicke Bild« austauschen. Wenn man das einmal richtig »einprogrammiert« hat, funktioniert das immer besser. Zur Unterstützung kann man sich z. B. ein Jugendbild an die Wohnungstür heften oder im Badezimmer neben das Glas mit der Zahnbürste stellen, auf dem man sich selbst als schön und schlank empfand. Am besten wählen Sie ein Bild, auf dem Sie richtig glücklich aussehen, um dieses positive Bild gleich mit einzuprogrammieren.

> Konzentrieren Sie sich auf Ihre Herzenswünsche und nähren Sie sie mit Ihrer Gedankenkraft.

Ziele setzen

»Wer nicht weiß, was er will, bekommt auch nicht, was er will« – Eigentlich klingt es ganz banal und jeder weiß es: Ohne Ziele erreicht man nichts, und wer sein Ziel nicht kennt, kann auch nicht dort ankommen. »Der Wunsch ist Vater aller Gedanken«, heißt es. Das ist wahr. Und wenn Sie sich über Ihre Wünsche im Klaren sind, kommt der nächste Schritt: Ziele setzen! Richten Sie Ihre ganze Gedankenkraft auf Ihr Ziel aus. Seien Sie ab jetzt ganz bewusst der Kapitän auf Ihrem Schiff, nehmen Sie das Ruder selbst in die Hand und definieren Sie das Ziel, das Sie ansteuern möchten, ganz klar. Sogar in welcher Zeit Sie es erreichen möchten. Oder in welchen Etappenzielen. Das ist wichtig – egal, ob es sich um berufliche oder private Ziele oder ums Abnehmen handelt. Beherzigen Sie die folgenden neun Regeln. Und wenn ein Sturm kommt: Nehmen Sie das Steuer fester in die Hand!

1. Zuerst muss ich genau wissen, was ich will

Jede ernsthafte Diät bedarf eines Klärungsprozesses im Vorfeld. Viele Leute beginnen eine Diät mit recht nebulösen Ideen. Sie möchten global einfach nicht mehr so viel wiegen. Sie formulieren ganz allgemeine Sätze, die sehr, sehr wenig Kraft haben. Für die Verwirklichung eines Zieles kommt es auch darauf an, wie tief der Wunsch in der Psyche verwurzelt ist. Beispielsweise reicht es nicht, abnehmen zu wollen, weil das in der Werbung propagiert wird oder weil eine übelgelaunte Kollegin im Büro eine spitze Bemerkung gemacht hat. Wer nicht genau weiß, was er will, wird es schwer haben, das Ziel zu erreichen. Es muss genau formuliert sein. Denn unser Unterbewusstsein richtet sich immer nach den Anweisungen, die wir ihm geben. Wenn die Zielvorstellung nicht genau definiert ist, wird auch die Erfüllung nicht genau, sondern irgendwie nebulös oder unbefriedigend sein.

> Die neun Hilfen sollte sich jeder zunutze machen, der sich ein Ziel setzt. Denn sie helfen, den Zielhafen ohne lange Umwege sicher zu erreichen.

Was macht einen Erfolgsmenschen aus?

Ein Erfolgsmensch ist jemand, dem alles gelingt, der mit Power an die selbst gesetzten Ziele herangeht und diese auch erreicht. Mit Misserfolgen hält sich ein Erfolgsmensch nicht lange auf. Er macht weiter und hält an seinem Ziel fest, bis er es erreicht hat. Einen solchen Menschen bewundern wir in der Regel. »Ja, der oder die hat die Kraft und das Zeug dazu«, sagen wir dann beispielsweise, »aber ich?« Und genau das ist der Unterschied: Erfolgsmenschen sind in der Regel nicht intelligenter oder talentierter, aber sie räumen negativen Gedanken keine Macht in ihrem Leben ein. Deswegen und weil sie auch aktiv etwas für ihren Erfolg tun, sind sie erfolgreich. Das können Sie auch. Das kann jeder, der es wirklich will!

> Halten Sie immer Papier und Bleistift bereit, um aufschreiben zu können, was Ihnen an besonderen Gedanken durch den Kopf schießt.

Zur Übung schreiben Sie Ihre (Schlank)-Wünsche möglichst kurz und in der Gegenwartsform auf Karteikarten und breiten Sie diese vor sich aus. Auf den Karteikärtchen könnten jetzt beispielsweise Sätze stehen wie: »Ich trage Größe 38«, oder »Ich fühle mich wohl und vital«. Vervielfältigen Sie die Karteikarten und befestigen Sie sie in Augenhöhe überall dort, wo Sie ständig vorbeikommen. So können Sie Ihr Ziel nicht aus den Augen verlieren und arbeiten gleichzeitig mit positiven Glaubenssätzen – nämlich bereits schlank zu sein.

2. Ich muss den Inhalt sehr genau benennen

Viele Leute sagen einfach nur: »Ich möchte nicht mehr dick sein.« Besser: Stellen Sie sich vor, wie Sie als schlanke Person aussehen und agieren, wie Sie sich z. B. sportlich betätigen und welche Freude Sie dabei empfinden. Fühlen Sie sich richtig in diese Situation hinein, dann wird das Leben selbst zur Verwirklichung streben wollen.

3. Ich muss das Ziel immer positiv formulieren

Nie sollte ein definiertes Ziel ein verneinendes Wort wie »nicht« oder »kein« beinhalten. Viele kennen dieses Beispiel: Sie wollen jetzt mal nicht an einen rosaroten Elefanten denken – und schon ist der Elefant in Übergröße da, auch wenn Sie sich noch so sehr bemühen, nicht an ihn zu denken. Unser Gehirn kann mit der Verneinung nichts anfangen. Und wenn es nicht an einen rosaroten Elefanten denken soll, muss es ihn sich trotzdem erst mal herholen. Das heißt, wenn wir etwas formulieren mit dem Wort »nein« oder »nicht«, dann formulieren wir das für das Gehirn so, als wollten wir genau daran denken wie an den rosaroten Elefanten. Das einzige Mittel, den Elefanten oder das Bild einer übergewichtigen Person wieder wegzukriegen, ist also nicht, dass wir sagen: »Ich will nicht dick sein«, sondern, dass ich jetzt bereits das Bild sehe, auf dem ich schlank bin!

4. Ich muss konkrete Ziele festlegen

In welchem Zeitraum will ich wie viel Gewicht abnehmen? Möchte ich in einem Monat zwei, drei oder fünf Kilogramm abnehmen? Das sind klare Vorgaben, daran kann sich unser Unterbewusstsein viel besser halten, als wenn man im Nebelhaften und Ungefähren bleibt nach dem Motto: »Na ja, ich möchte irgendwann einmal nicht mehr so viel wiegen.« Setzen Sie sich klar Etappenziele. Allgemeine Aussagen haben sehr wenig Kraft, weil sie unverbindlich sind. Konkrete Ergebnisse erhält man dagegen schneller, wenn man sich auf ein genaues Ausmaß und klar definierte Zeitabschnitte festlegt.

> Ich muss präzise Aussagen machen und mögliche Vor- und Nachteile dabei abwägen.

Tipp: Belohnen Sie sich bei Erreichen eines Teilerfolges!

Wenn Sie ein Etappenziel erreicht haben und die ersten Kilos gepurzelt sind, sollten Sie sich unbedingt belohnen. Die »Belohnung« sollte allerdings angemessen sein, also nicht unbedingt im Verzehr von drei

Stücken Sahnetorte bestehen! Vielleicht gibt es ja ein schönes Kleidungsstück, das Sie sich gönnen möchten und das Sie jetzt bereits eine Nummer kleiner tragen könnten? Vielleicht fühlen Sie sich auch wohler und möchten der neu erwachten Vitalität in einem Sport- oder Fitnessverein mehr Raum verschaffen? Oder wollten Sie schon immer mal einen Tanzkurs besuchen? Was auch immer die Sehnsucht Ihres Herzens antriggert – belohnen Sie sich damit!

5. Das Ziel muss erreichbar sein

Was nützt es, wenn wir uns vornehmen, im nächsten Jahr auf den Mond zu fliegen, wenn wir weder Astronauten noch Milliardäre sind? Auch das Elend dieser Welt können wir sicher nicht beseitigen oder den Klimawandel stoppen, so zynisch es klingen mag. Wir müssen realistisch bleiben, uns auf das Machbare konzentrieren. Das Ziel muss von mir abhängig sein, nicht von irgendwelchen anderen Leuten, auf die ich keinen Einfluss habe: Was ich mir vornehme, sollte allein in meiner Macht stehen und von nichts und niemand anderem abhängig sein. So kann ich auch nie in die Versuchung kommen, die Schuld an einem möglichen Scheitern bei anderen zu suchen!

6. Ich muss Kriterien für das Ziel festlegen

Viele die einfach nur sagen, ich möchte weniger wiegen, wiegen tatsächlich irgendwann ein paar Pfunde oder Kilos weniger. Aber dadurch, dass sie die Zielmarke nicht bewusst und von Anfang an klar definiert haben, wissen sie gar nicht, dass sie im Grunde bereits erfolgreich waren, ihr Ziel schon lange erreicht haben. Dabei stärkt es Selbstvertrauen und Motivation, wenn man auf das Erreichte zurückblicken kann. Welche Kriterien Sie festlegen wollen, bleibt Ihnen überlassen, doch machen Sie es sehr bewusst und schreiben Sie alle Zwischenschritte auf.

> Ich muss Kriterien festlegen, die mir sagen, wann ich ein Ziel erreicht habe. Auch muss die Erreichbarkeit des Zieles in meiner Macht stehen.

Zauberwort: Danke!

Beschließen Sie einen Wunsch oder ein klar definiertes Ziel immer mit dem Wort »Danke!« Damit wird Ihr Wunsch sozusagen besiegelt: »Ja, so sei es!« Wenn sich mein Wunsch erfüllt hat, ich also etwas erreicht oder erhalten habe, besteht meist der Wunsch, als Ausgleich dafür etwas zu geben. Wer nichts für diesen Ausgleich geben kann, fühlt sich auf die Dauer schlecht gegenüber dem Gebenden. Das einzige Mittel, das hier für einen Ausgleich sorgen kann, ist ein ehrliches und aufrichtiges: »Danke!« Auch liegt im Danken im Voraus gleichzeitig schon das Vertrauen in die Verwirklichung. Das verschafft Ihrem Wunsch noch mehr positive Kraft.

7. Ich muss prüfen, wie sich Erreichtes auswirkt

Gibt es da Hindernisse, z. B. einen Ehepartner, der sagt: »Wenn du so dürr bist, gefällst du mir nicht mehr?« Oder nehmen mich die Arbeitskollegen nicht mehr so ernst, weil ich jetzt nicht gestanden und mächtig durch die Tür komme, sondern schlank und eher bescheiden? Kurzum: Das neue Ziel muss sich mit den anderen Lebensbereichen vereinbaren lassen. Man nennt es: Die Ökologie muss stimmen. Man sollte wissen, dass die Gesellschaft, in der man lebt und arbeitet, ein mächtiges System ist, das Veränderungen zunächst fürchtet – vor allem, wenn sie unbequem sind.

> Ich muss prüfen, wie sich das Erreichte auf mich, auf meine Umwelt oder auf meine anderen Ziele, die ich sonst noch habe, auswirkt.

8. Ich muss Unterstützer suchen

Ich muss Kräfte, Hilfen oder Unterstützungen suchen, die mir auf dem Weg helfen, damit ich besser und sicherer vorwärts komme. Hindernisse wird es immer geben. Viele Leute werden sagen: »Ach Gott, mach' es dir doch nicht so schwer« oder: »Das hat doch überhaupt keinen Sinn«. Solche Hemmnisse brauchen wir nicht, sondern positive Unterstützung durch Freunde und Bekannte.

9. Ich muss den ersten Schritt machen

Warten lohnt sich nicht. Morgen ist sicherlich kein besserer Tag, um anzufangen. Jede noch so lange Wanderung beginnt mit einem einzigen ersten Schritt, so klein und überschaubar er auch sein mag, den ich am besten sofort mache. Ich muss auch nicht gleich alle Schritte auf einmal unternehmen. Wichtig ist die Initiative, das Handeln, der erste Entschluss, das neue Bewusstsein, das von jetzt an gilt!

Die Kraft der Autosuggestion und Imagination

> Wenn man Hilfe sucht oder Kräfte und Energien, die einen unterstützen, bedeutet das manchmal auch, ein ganz neues soziales Netz zu knüpfen: Ich muss den ersten Schritt machen, hier und heute.

Wir wissen jetzt: Alles im Leben beruht auf Ursache und Wirkung. Unsere Gedanken, die wir täglich denken, sind wie kleine Zünder, die mit Bestimmtheit irgendwo landen und etwas auslösen. Die Frage ist nur, wo sie landen und was sie auslösen: kleine Strohfeuer, große Waldbrände oder grandiose Umwälzungen à la Einstein. Dies – und auch das haben wir gelernt – hängt nämlich davon ab, wie viel Gewicht, Engagement und Glauben wir in einen Gedanken setzen. Zur Erinnerung: Rund 43.000 unserer täglichen Gedanken verpuffen im Nirwana, sind völlig nutzlos. Damit genau das eben nicht geschieht, gibt es zwei weitere Hilfsmittel, um die zielgerichteten Gedanken zu nähren und am Leben zu erhalten. Das eine ist die Autosuggestion (das konstante Aufsagen von Glaubensformeln, wie »Ich bin schlank und schön«) und das zweite ist die Imagination (vom Lateinischen imago = Bild).

WIE EINE GEBETSMÜHLE

Glaubensformeln wiederholt aufsagen

Mit der Autosuggestion haben wir ein Mittel an der Hand, um das, was wir denken und wünschen, immer wieder zu bekräftigen. Wenn es nun Ihr größter Wunsch ist, 20 Kilogramm leichter zu sein, so formulieren Sie für sich eine Formel, die knapp und präzise ist, etwa: »Ich bin 20 Kilogramm leichter und fühle mich von Tag zu Tag besser.« Diese Formel machen Sie zum Zentrum Ihrer Gedanken. Ziehen Sie sich wenigstens einmal täglich an einen Ort zurück, an dem Sie ungestört sind. Wiederholen Sie Ihre Erfolgsformel 20 Minuten lang ununterbrochen. Machen Sie keine Pausen, damit Ihr Gehirn keine Zeit zum Nachdenken und keinen Platz für andere Gedanken hat. Wichtig ist auch, dass Sie den Satz möglichst laut aussprechen, denn so lässt sich Ihr Unterbewusstsein am besten beeinflussen. Sprechen Sie Ihre Formel in den nächsten Tagen so oft, bis Sie Ihnen in Fleisch und Blut übergegangen ist. Sie werden überrascht sein, wie stark die Wirkung ausfällt. Denn schon nach den ersten 20 Minuten wird Ihr ganzes Bewusstsein von dem Gesprochenen erfüllt sein, so dass Sie tatsächlich an nichts anderes mehr denken können. Auch nach dieser Übung wird Ihnen Ihr Satz noch lange im Ohr klingen.

Das Unterbewusstsein beeinflussen

Nach dem Motto »steter Tropfen höhlt den Stein« wird im Unterbewusstsein Stück für Stück die alte Programmierung gelöscht. Ein neues Programm kann eingesetzt werden. Im übertragenen Sinn bedeutet das für Sie: Das Bild des übergewichtigen Menschen, das Sie unter Umständen schon so lange mit sich herumgetragen haben, verblasst mehr und mehr. Stattdessen können Sie nun das Bild des schlanken Menschen einprogrammieren und fest in Ihr Unterbewusstsein einspeichern!

Die Methode der Autosuggestion beabsichtigt, durch tägliche Übungen, etwa dem Aufsagen von Glaubenssätzen, sowohl das Bewusstsein als auch das Unterbewusstsein zu beeinflussen. Und die Wandlung geschieht!

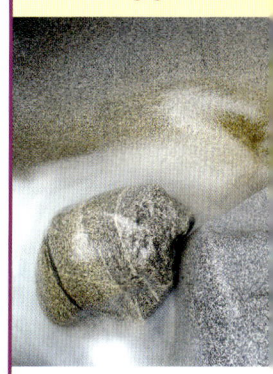

Wie ein steter Tropfen, der den Stein höhlt, prägen sich wiederholt aufgesagte Glaubenssätze ins Gehirn ein.

Émile Coué – der Entdecker der Autosuggestion

Der Franzose Émile Coué (1857–1926) stammte aus ärmsten Verhältnissen. Niemals hätten ihm seine Eltern die Chemielehre finanzieren können, von der er träumte. Doch weil er träumte, gelangte er auf Umwegen doch zu seinem Ziel. Mit 14 Jahren bekam er die Gelegenheit, in seinem Wohnort eine Apothekerlehre zu machen. Er griff zu. Mit 25 Jahren wurde er Besitzer der Apotheke. Alles, was mit Psychologie und geistiger Heilung zu tun hatte, interessierte ihn brennend. Mehr durch Zufall stellte er fest, wie wichtig es war, den Kunden, die ihre Medizin abholten, einen positiven Kommentar mit auf den Weg zu geben. Sagte er z. B.: »Mit diesem Medikament werden Sie sicher ganz schnell gesund«, wirkte die Arznei viel besser, als wenn er das Mittel wortlos überreichte. Damit hatte er das Prinzip der Suggestion entdeckt. Dieses Gebiet fesselte ihn so sehr, dass er im weiteren Verlauf seines Lebens noch Psychologie studierte und Begründer der Neuen Schule von Nancy wurde. Hier und auf seinen Reisen durch Europa und die USA lehrte er die Menschen mit Hilfe der Autosuggestion sich selbst zu helfen. Das war sein eigentlich neuer Ansatz. Er betonte stets: »Ich habe keine Heilkraft, nur Sie selbst können sich heilen.«

Große gesundheitliche Erfolge erzielte er mit dem folgenden Satz, der zum grundlegenden Therapieansatz nicht nur der heutigen Autosuggestionstherapie geworden ist: »Es geht mir von Tag zu Tag in jeder Hinsicht immer besser und besser.« Diesen Satz empfahl er seinen Patienten täglich nach dem Erwachen und vor dem Schlafengehen etwa 20 bis 30 Mal halblaut auszusprechen. Wichtig sei, dass die Lippen den Satz laut genug formten, damit er über die Ohren wieder zurückwirken könne. Außerdem solle er möglichst in Form einer Litanei oder eines Mantras wiederholt werden, damit sich keine anderen Gedanken dazwischendrängen können.

Das Grandiose an Coués Formel war und ist, dass sie sich auf sämtliche Bereiche des Lebens, auf alle Glaubens- und Gedankenmuster übertragen lässt. »Der Mensch ist, was er denkt!«, hat er einmal gesagt.

Ein Bild sagt mehr als tausend Worte

Doch erst ein Bild kann das gesprochene Wort zum wahren Leben erwecken. »Ein Bild sagt mehr als tausend Worte«, heißt es deshalb ganz richtig im Volksmund. Und damit sind wir bei der zweiten fundamentalen Methode, wie wir unsere Ziele erreichen können: der Imagination. Gemeint ist die Fähigkeit, bei vollem Bewusstsein innere Wunschbilder vor der geistigen Leinwand erscheinen zu lassen.

Innere Bilder bewusst erleben

Der Schweizer Mediziner und Psychologe C. G. Jung führte das Wort »Imagination« in die Psychotherapie ein. Er verstand darunter die bewusst erlebten inneren Bilder als Mittler zwischen Bewusstsein und Unterbewusstsein. Und genau als solches können auch Sie die Imaginationen bewusst nutzen. Denn der Mensch ist ein visuelles Wesen. Er erfasst Dinge und Zusammenhänge am besten über Bilder. Daher haben Imaginationstechniken auch ihren festen Platz in verschiedenen tiefenpsychologischen Therapieformen oder in der Logotherapie oder z. B. in der kognitiven Verhaltenstherapie.

> Das Sich-vorstellen-was-passiert ist ein hilfreiches Mittel, um mit neuen Situationen umzugehen. So verschwindet die Angst vor etwas Unbekanntem, und man schöpft Kraft.

Eigene Kraft mobilisieren

Auch in der Krebstherapie weist die Visualisierung nach Simonton Erfolge auf. Hierbei stellt sich der Patient vor seinem inneren Auge z. B. vor, wie seine Armee von Abwehrzellen aktiv die entarteten Krebszellen bekämpft und vernichtet. Und bei den Techniken der Schamanen spielen die inneren Bilder ebenso eine bedeutende Rolle: Auf »Visionsreisen«, einer Art sehr tiefen Imagination, kann man seinem eigenen Krafttier begegnen und hilfreiche Unterstützung oder Informationen aus anderen Realitäten erhalten. Ausgebildete Schamanen können so auf ihren Seelenreisen auch Heilungen vollbringen.

Wünsche in Bilder umsetzen

Bis jetzt haben Sie Ihre Wünsche in Worte gefasst und in Formeln präzisiert. Jetzt geht es darum, Ihre Wünsche in das dazugehörige Bild zu übersetzen. Jetzt ist Ihre Imagination, Ihre Vorstellungskraft gefragt. Je plastischer Sie Ihr inneres Bild von dem erwünschten Endzustand gestalten, umso stärker kann sich Ihre Vorstellung mit Energie aufladen. Wichtig ist hierbei, dass all Ihre Sinne beteiligt sind wie Riechen, Schmecken, Hören, Sehen und Fühlen. Und je öfter Sie ein Bild vor Ihrem inneren Auge bewegen, desto wahrscheinlicher wird die Verwirklichung sein.

> Werden Sie zum Architekten Ihres Lebens und machen Sie Ihre inneren Bilder zu Ihren Bauplänen. Dann kann daraus das Haus werden, in dem Sie gerne leben wollen.

Empfindungen optisch darstellen

Jede Hypnose, jede Meditation arbeitet mit der Vorstellungskraft, mit Bildern. Diese werden in der Regel durch gesprochene Worte wie eben die der Autosuggestion verstärkt. Ein kleines Beispiel: In der Meditation führt Sie der Therapeut auf eine wunderschöne Blumenwiese. Gleichzeitig bestärkt er das Bild durch die Worte: »Ihre Atmung wird immer ruhiger, Sie entspannen sich völlig, Sie riechen den frischen Duft des Grases und fühlen sich frei und unbeschwert.« Hier wirken Bild und Wort verstärkend und können zu großen therapeutischen Erfolgen führen.

Übung: Ananas wahrnehmen

Wie stark die Vorstellungskraft auf uns wirkt, zeigt eine andere Übung, die Sie gleich an sich selbst ausprobieren können: »Schließen Sie die Augen und stellen Sie sich einen wunderschönen weißen Strand in der Karibik vor. Sie sitzen auf einem bequemen Liegestuhl und halten eine dicke Scheibe Ananas in der Hand. Schon jetzt läuft Ihnen bei dem Gedanken das Wasser im Mund zusammen. Jetzt beißen Sie in die Ananas hinein – und werden nicht enttäuscht. Die

DUFT UND GESCHMACK

herrliche Säure und gleichzeitige Süße der Tropenfrucht erfüllt Ihren ganzen Gaumen. Sie können die Ananas tatsächlich schmecken.« Was ist passiert? Ihr Unterbewusstsein hat die Information »Ananas essen« erhalten und löst die entsprechenden physiologischen Reaktionen aus – genau so, als wenn Sie tatsächlich in die Ananas hinein gebissen hätten. Vermutlich ist Ihnen auch wahrhaftig das Wasser im Mund zusammengelaufen, es kam also zu einer körperlichen Reaktion nur aufgrund eines inneren Bildes. Die Übung macht deutlich, dass unsere Gedanken und Vorstellungsbilder die Wirklichkeit erschaffen können. Und das tun wir ja eigentlich auch tagtäglich. Nur leider oft in die falsche Richtung. Viele stehen morgens schon mit dem berühmten »linken Fuß« auf und erwarten für den Rest des Tages nichts Gutes mehr. Und sie werden folglich vermutlich auch nicht viel Gutes erleben. Denn das Gesetz der Resonanz wirkt immer. Wir ernten immer das, was wir säen. Also werfen Sie alle Ihre negativen Gedanken und Vorstellungsbilder auf den Müll! Befreien Sie sich von diesem Ballast und trainieren Sie Ihre Imaginationskraft.

Wer nur in der äußeren Wirklichkeit lebt, reagiert nur. Wer aber die innere Wirklichkeit hinzuzieht, seine ganz persönlichen Bilder immer wieder betrachtet, kann die Realität selbst gestalten.

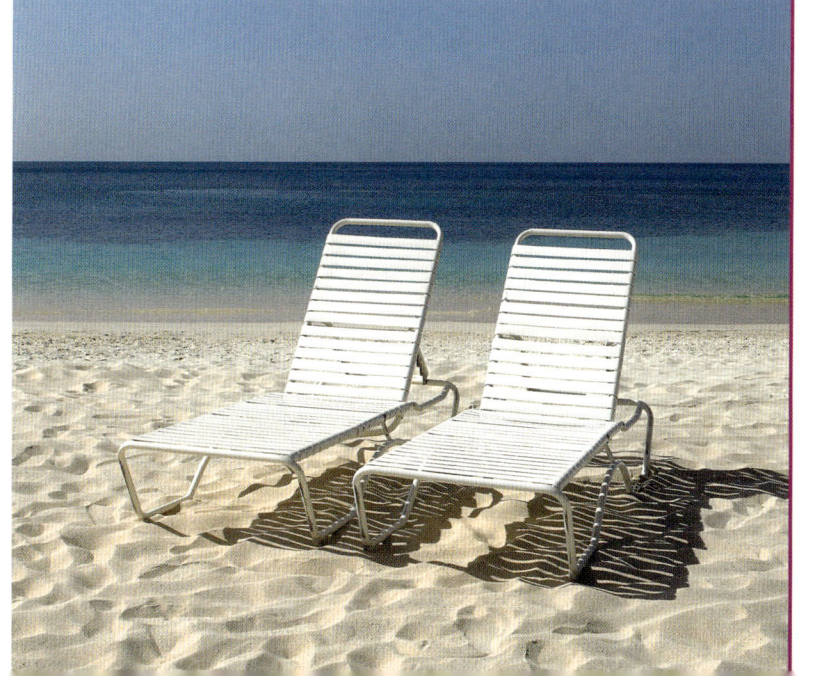

Wer positiv denkt, kann seine Wunschvorstellungen in die Tat umsetzen.

Hilfe aus dem Traumreich

Träume können Schreckgespenster in der Nacht heraufbeschwören oder der Schlüssel zu unserem Glück werden. Je nachdem, was man tagsüber so alles erlebt hat und womit man sich unbewusst beschäftigt. So ist sich die moderne Schlaf- und Traumforschung heute einig, dass unser Unbewusstes in unseren Träumen kräftig mitmischt. Tageserlebnisse werden im Traum aufgearbeitet und frisch Gelerntes verfestigt sich. Doch wenn es um Vorahnungen in unseren Träumen geht, um prophetische oder gar Wahrträume, dann läuft man schnell Gefahr, in die esoterische Ecke abgedrängt oder als Träumer bezeichnet zu werden.

> Träume, Wunschvorstellungen, Sehnsüchte – jeder hat sie, jeder kennt sie. Doch nutzen wir sie für den Alltag?

Das Unterbewusstsein arbeitet im Schlaf

Tatsächlich sind Träume alles andere als nur Schäume, und viele große Ereignisse und Entdeckungen hätten ohne Träume gar nicht stattgefunden. Während wir tagsüber vorwiegend von unserem Verstand und dem logischen Denken – was beim Rechtshänder in der linken Gehirnhälfte lokalisiert ist – bestimmt werden, übernimmt nachts, wenn wir schlafen, das Unterbewusstsein, das zur Logik noch die Kreativität und die Intuition aus der rechten Gehirnhälfte beisteuert, die Regie. »Den Seinen gibt's der Herr im Schlaf.« So werden oft große Probleme, mit denen sich unser Verstand tagsüber ständig herumquält, die er nicht aus seiner linken Gehirnhälfte loslassen will, nachts im Traum durch unser Unterbewusstsein auf einfache Art und Weise gelöst.

Gelehrte, die Träume deuten

Von der Antike bis in die Gegenwart gibt es Menschen, die durch ihre nächtlichen Traumreisen und Visionen Großes bewirken konnten.

Joseph und seine elf Brüder

Im Alten Testament wird berichtet (1 Moses 37,4 ff.), dass Joseph von seinen elf Brüdern nach Ägypten verkauft wurde. Durch seine Gabe, Träume deuten zu können, wurde schon bald der Pharao auf ihn aufmerksam und nahm ihn als Traumdeuter und obersten Beamten in seine Dienste. Eines Tages sollte Joseph einen Traum des Pharaos deuten, in dem diesem sieben fette und sieben magere Kühe, sowie sieben volle und sieben dürre Ähren erschienen waren. Joseph deutete nun diesen Traum als Prophezeiung: Sieben Jahre lang würde es reiche Ernten in Ägypten geben – die sogenannten fetten Jahre. Doch darauf, so Joseph, würden sieben magere Jahre folgen. Der Pharao nahm seine Deutungen ernst, ließ in den fetten Jahren seine Speicher füllen und große Vorräte anlegen. Als die Prophezeiung dann Wirklichkeit wurde, durchstand Ägypten die mageren Jahre, ohne Not zu leiden.

Kekulé und seine »Schlange«

Der deutsche Chemiker Friedrich August Kekulé von Stradonitz (1829 – 1896) beschäftigte sich mit Benzol, einem Kohlenwasserstoff, über dessen Strukturformel ein wahrer Gelehrtenstreit ausgebrochen war. Seine Forschungen blieben jedoch ohne Erfolg, bis er einen entscheidenden Traum hatte. Darin sah er die Elemente vor seinen Augen tanzen, die lange Ketten bildeten. Die Ketten nahmen die Form einer Schlange an. Eine Schlange, die sich selbst in den Schwanz biss und so vor seinem geistigen Auge als Ring umherwirbelte. Als Kekulé aus seinem Traum erwachte, hatte er die Lösung gefunden. Jetzt wusste er: Die Atome des Benzols sind ringförmig und nicht kettenförmig – wie bisher immer angenommen wurde. Noch in derselben Nacht begann er seine traumhaften Visionen auszuarbeiten, und die Kekulé-Strukturformel ging in die Geschichte der Chemie ein.

> Zahlreiche Beispiele aus der Geschichte der Menschheit zeigen, dass Träume und Visionen die Welt verändern können.

Albert Einstein

Gegen Ende seines Lebens offenbarte Albert Einstein, dass sein ganzes kreatives und wissenschaftliches Schaffen auf einen Traum zurückzuführen sei. In jenem Traum raste er in der Nacht mit einem Schlitten einen Abhang hinunter. Als er dabei immer schneller wurde, geschah etwas sehr Außergewöhnliches. Die Sterne über ihm brachen ihr Licht in Farbspektren. Diesen Traum sollte er nie vergessen.

> In der Traumphase sind die Muskeln unseres Bewegungsapparates so erschlafft, das wir weder traumwandeln noch aus dem Bett fallen können.

Schlafen und träumen

Wir alle träumen – fünf bis sechsmal jede Nacht! Lassen wir die einzelnen Übergänge in der Einschlafphase außer Betracht, so unterscheiden wir zwei Phasen. Die Non-REM-Phase und die REM-Phase. REM steht für Rapid Eye Movement und heißt übersetzt: schnelle Augenbewegungen. In dieser Schlafphase ist der Körper maximal entspannt, das Gehirn ist so aktiv wie im Wachzustand. Die REM-Phase ist auch die eigentliche Traumphase, während in der Tiefschlafphase, neben einigen Übergangsstadien, die eigentliche Erholung und Regeneration stattfinden. Es ist die Phase, in der man meistens traumlos bleibt. Werden jedoch in dieser Non-REM-Phase Traumerlebnisse registriert, so sind diese sehr realitätsbezogen. Beide Phasen bilden zusammen eine Einheit von durchschnittlich 90 Minuten. Dieser 90-Minuten-Zyklus wiederholt sich während einer Nacht durchschnittlich fünf Mal. Dabei ist die REM-Phase im ersten Zyklus nur cirka zehn Minuten kurz. Mit zunehmender Schlafdauer nimmt ihr Anteil auf Kosten der Tiefschlafphase in den Schlafzyklen stark zu, so dass er in den Morgenstunden bis zu 50 Minuten und mehr erreichen kann. Während dieser REM-Phase gibt es die meisten Traumerlebnisse. Forscher fanden heraus, dass die Hirnstromaktivität in dieser Zeit höher ist als im Wachzustand.

Die Bedeutung des Traums

Träume sind ein wahrer Segen und für unseren Körper genauso lebensnotwendig wie Atmen, Essen und Trinken. Denn durch das Träumen wird überhaupt erst die Funktion des Nervensystems gewährleistet. Denn wer am Träumen gehindert wird, wird neurotisch und psychisch krank. In vielen Kulturen nahm man an, dass die Seele im Schlaf den Körper verlässt. Seit der Neuzeit wird der Trauminhalt als Teil der Seele aufgefasst. Das Traumerleben kann für Wachtätigkeiten nützlich sein, daher kommt auch die Volksweisheit: Ein Problem zu »überschlafen«. Außerdem eignen sich Träume sehr gut, um über sich selbst, seine Wünsche, seine Gefühle, seine Erinnerungen und sein intuitives Wissen mehr zu erfahren. Das Erkennen von Zusammenhängen und wiederkehrenden Traumelementen lässt sich z.B. durch die Aufzeichnung in einem Traumtagebuch erleichtern.

Sigmund Freud

Sigmund Freud, der Vater der modernen Psychoanalyse und Traumforschung bezeichnet in seinem epochalen Werk »Die Traumdeutung« (1900) den Traum als »Königsweg« zum Verständnis unbewusster Prozesse. Nach Freud gehen zwar auch äußere Sinnesreize, Reize aus dem Körperinnern und Erlebnisse des Vortags (als sogenannte Tagesreste) in den Traum ein. In der Hauptsache sei er aber ein von äußeren Reizen relativ unabhängiges seelisches Produkt, das Trieb- und Affektzustände, Wünsche und Ängste der träumenden Person sowie deren lebensgeschichtlich bedingte Situation darstellt. Nach Freud ist der Traum der »Hüter des Schlafes«, indem er die unbewussten, verdrängten Wünsche in das geträumte Bild übersetzt. Die psychoanalytische Traumdeutung nach Freud verwendet die Technik der freien Assoziation, wobei der Träumer am Tag in einem entspannten

> »Wer bin ich?«, ist eine lohnende Frage während des gesamten Lebens, und Träume beantworten diese Frage ebenso ein Leben lang.

Zustand unzensierte Einfälle und Gedanken zu seinem Traum findet; mithilfe dieser Assoziation soll der Trauminhalt ausfindig gemacht werden.

Klarträume

> Yoga führt zur inneren Ruhe und lässt Körper, Geist und Seele heilen. Die positive Wirkung auf Gesundheit und Wohlbefinden ist unbestritten.

Einige Forscher sind heute ebenfalls der Meinung, dass man mit Träumen nicht nur die Bewusstseinsschranken überwinden, sondern auf einer bewussten Ebene träumen kann. Man spricht dann von luziden Träumen oder Klarträumen. Ein Traum also, bei dem Bewusstheit über den Traumzustand herrscht. Die Trauminhalte können vom Träumer gesteuert werden. Im tibetischen Buddhismus wird dies beispielsweise in Form von Traumyoga praktiziert. So ist in Tibet die Beschäftigung mit Träumen eine alte Tradition, die von Generation zu Generation weiter gegeben wird. Das Wissen um die Beziehung zwischen Träumen und Gesundheit ist bei tibetischen Ärzten hoch entwickelt. Träume werden dort sowohl aus einer spirituellen als auch aus einer medizinischen Perspektive gedeutet.

Tibetisches Yoga

Beim tibetischen Yoga beinhaltet die Arbeit mit Träumen die Traumanalyse sowie Praktiken zur Reinigung der Kanäle. Etwas, was man bei uns im Westen nicht so kennt, was aber immens wichtig ist, wenn man sich über sich selbst Klarheit verschaffen will. Beim Traumyoga lernt der Schüler, durch geistige Yogaübungen wie Meditation und Visualisieren mit luziden Träumen zu arbeiten. Er wird dadurch in die Lage versetzt, auf die Entwicklung seines Traumes Einfluss zu nehmen, indem er die Inhalte oder Richtungen des Traumes verändert. Durch die geistige Klarheit und Schulung des Geistes während des Schlafs lernt der Schüler sich von Konzepten und von negativen Emotionen zu befreien, wie beispielsweise Furcht.

Die Traumdeutung

Die Deutung und Bedeutung von Träumen und Traumsymbolen liefert einen nie versiegenden Strom an Informationen über Unbewusstes. Träume sind eine unerschöpfliche Quelle für Selbsterkenntnis und innere Inspiration. Sie decken das gesamte Spektrum ab, vom kleinen Aha-Effekt über psychologisch wichtige Erkenntnisse bis hin zur Beeinflussung von äußerst wichtigen Lebensentscheidungen und hellseherischen Träumen. Kein Thema ist ausgenommen: Kindheit, Eltern, Spiritualität, Beruf, Gesundheit, Gefühle und Wünsche. Alles, was es im normalen Leben gibt und für uns wichtig ist, das existiert auch im Traum und wird dort thematisiert. Dies geschieht über die Traumhandlung (z. B. Fliegen, Fallen, Verfolgung, Zahnausfall) und einzelne Symbole wie Feuer, Wasser, Geld, Zahlen, Essen, Waffen und Tiere wie Spinnen, Schlangen, Hunde oder Katzen. Jeder Traum ist daher durchaus lebensnah, und Träume deuten heißt, sich sehr real mit sich und seinem Leben auseinanderzusetzen.

> Wenn Sie sich etwas Gutes tun wollen, dann beschäftigen Sie sich mit diesem Sprachrohr und Spiegel Ihrer Seele. Sie müssen dazu kein Meister der Traumdeutung werden.

Das Innere zu Wort kommen lassen

Träume sind ein enormer Entwicklungshelfer, denn sie haben immer mit einem selbst zu tun: mit dem eigenen Charakter, den eigenen Gefühlen, Erfahrungen und Überzeugungen. Schließlich kommen die Träume direkt aus einem selbst und nicht von irgendeiner äußeren Quelle. Der Träumer ist Absender und Empfänger in einer Person.

Wie man mit Träumen arbeiten kann

Vielleicht fragen Sie sich, wie Sie mit der Traumdeutung loslegen sollen, da Sie doch gar nicht träumen!? Immerhin wissen Sie jetzt, dass jeder Mensch träumt, auch Sie. Es ist nur eine Frage des Erinnerns. Die erste Voraussetzung für erfolgreiche Traumdeutung ist daher die

Traumerinnerung. Ohne Erinnerung an einen Traum gibt es nichts zu deuten. Träume deuten ist aber immer ein Angebot der Seele, sich Dingen zuzuwenden, die wichtig für einen sind. Und das können Sie schulen. Sagen Sie sich z. B. jeden Abend, wenn Sie im Bett liegen: »Ich möchte mich an den Traum, der für mich diese Nacht wichtig ist, erinnern.« Wenn Sie sich bisher wenig erinnern konnten, werden Sie am Anfang ein wenig Geduld aufbringen müssen. Denn es wird vermutlich ein paar Tage dauern, bis es wirklich funktioniert. Aber Sie wissen ja: Wo ein Wille ist, da ist auch ein Weg. Es wird funktionieren, wenn Sie dran bleiben!

Tagebuch führen

Gehen wir jetzt davon aus, dass Sie es geschafft haben und sich an Ihre Träume erinnern können. Aber was nun? Hier gibt es verschiedene Möglichkeiten. Die einfachste und bewährteste Methode ist die, die Träume in einem sogenannten »Traumtagebuch« festzuhalten. Darin können Sie immer nachschlagen, wenn Sie glauben, einem Problem oder einer Lösung auf der Spur zu sein. Es wird Ihnen helfen, den Weg zu sich selbst zu finden.

Nachschlagen und eigene Schlüsse ziehen

Daneben kann man natürlich auch immer Begriffe in speziellen Traumlexika nachschlagen, etwa um zu erfahren, was es bedeutet, von einer Schlange geträumt zu haben. Ein solches Lexikon kann aber immer nur Teilantworten geben. So kann es darauf hinweisen, dass die Schlange als Symbol für Falschheit gilt. Schlangen stehen aber auch für Wandlung und Erneuerung, denn sie häuten sich. D. h., was das jeweilige Symbol im Einzelnen bedeutet, können nur Sie selbst herausfinden. Denn Sie sind der Träumer, und nur Sie können Ihren Traum in den Zusammenhang stellen, in den er gehört.

> Traumdeutung ist theoretisch ein Eigenjob. Dennoch kann man, wenn man sich praktisch etwas schwer tut, die Traumdeutung im Teamwork bewältigen.

Traumhilfen

Tipps, um das Erinnern und Festhalten von Träumen zu erleichtern.

▶ Legen Sie immer griffbereit neben Ihr Bett Schreibzeug oder Diktiergerät.

▶ Schreiben Sie den Traum immer sofort auf, sobald er Ihnen einfällt, dazu auch die Gefühle, die im Traum hochgekommen sind wie Glück, Angst, Trauer etc, denn die Erinnerung verblasst ganz schnell im Laufe des Tages.

▶ Wenn Sie überhaupt nicht wissen, was ein Traum bedeuten könnte, wenden Sie die Kissenmethode an. Dafür legen Sie zwei Kissen auf den Boden. Das eine repräsentiert Sie, das andere Ihren Traum. Setzen Sie sich auf »Ihr« Kissen und fragen Sie nun das Traumkissen, was Ihnen der Traum sagen wollte. Jetzt setzen Sie sich auf das Traumkissen und versuchen die Antwort zu erspüren. Fühlen Sie sich noch einmal ganz in den Traum hinein.

▶ Haben Sie den Traum von letzter Nacht nicht genau verstanden? Dann bitten Sie beim Hinlegen darum, dass Ihnen ein neuer Traum zum besseren Verständnis geschickt wird!

Übung: Über den Traum reden

Wählen Sie sich für diese Übung einen vertrauten Menschen, Ihren Traumhelfer, aus. Erzählen Sie Ihren Traum der Reihe nach. Ihr Partner stellt Fragen, weist auf wichtige Details hin und erkennt den roten Handlungsfaden. Dann können Sie selbst eigene Assoziationen und Ideen zu Ihrem Traum äußern und, wenn nötig, auch reale Lebensumstände beschreiben. Sie werden sehen, wie gut das klappt und wie leicht man auf diese Weise seinem Traum auf die Spur kommen kann. Da es sich um Teamwork handelt, vertauschen Sie nun die Rollen. Jetzt sind Sie der Helfer und Ihr Partner erzählt seinen Traum.

> Mit einem Partner des Vertrauens über Träume zu reden kann richtig Spaß machen. Auf diese Weise kann man nach und nach zu einem Expertenteam in Sachen Traumdeutung werden.

Dem Bauchgefühl vertrauen

Es war einmal ein junger Mann, der liebte zwei Frauen und wusste nicht, für welche er sich entscheiden sollte. Dummerweise wussten die beiden voneinander und forderten von ihm: Sie oder ich!

Herzensangelegenheit

Der Mann entschloss sich, das Problem rational und systematisch zu lösen. Er nahm ein Blatt Papier und schrieb jeweils die Vor- und Nachteile der beiden Frauen auf. So sammelte er alle Kriterien, die ihm wichtig waren. Er versuchte sich vorzustellen, wie liebevoll Kandidatin 1 ihn auch noch nach 20 Jahren Ehe behandeln würde im Vergleich zu Kandidatin 2. Er bewertete, dass Kandidatin 2 wahrscheinlich in 20 Jahren besser aussehen würde als Kandidatin 1 und er machte sich Notizen darüber, welche der beiden Frauen wohl auf Dauer die interessantere Gesprächspartnerin abgeben würde. Auf diese Weise sammelte er eine Menge Kriterien, gab jedem eine Punktzahl, addierte die Punkte zusammen und verglich das Ergebnis. Dann geschah etwas Seltsames. Er sah das Ergebnis und wusste instinktiv: Es ist falsch. Das Herz hatte längst schon eine andere Entscheidung getroffen als sein Verstand. Der Mann vergaß seine Liste, heiratete die Kandidatin mit der geringeren Punktzahl und wurde glücklich mit ihr. Und wenn sie nicht gestorben sind ...

Ein modernes Märchen

Diese Geschichte stammt nicht aus der Sammlung der Brüder Grimm und auch nicht von einem zeitgenössischen Geschichtenerzähler, sondern von Gerd Gigerenzer, Professor für Psychologie und Direktor am Max-Planck-Institut für Bildungsforschung in Berlin. Bauchgefühl, Intuition oder Ahnung nennen wir eine solche Verhaltens-

> »Das Herz hat seine Gründe, die der Verstand nicht kennt.«
> (Blaise Pascal, französischer Philosoph, 17. Jh.)

weise. Ein Phänomen, das für manche Menschen in die Ecke der unerklärlichen Phänomene gehört. »Da gebe ich mich doch lieber mit den nackten Tatsachen ab«, geben die eingefleischten Rationalisten dann zum Besten. Tatsächlich sind solche Bauchgefühle auch in unserem Sprachgebrauch fest verankert: »Ich habe so ein flaues Gefühl im Magen« ... »Mein Instinkt hat mich noch nie betrogen« ... »Auf meinen Bauch kann ich mich immer verlassen«. Alles Unsinn? Im Gegenteil: Bauchgefühle, Ahnung oder Intuition sind real existent. Sie gehören zu uns wie unser Verstand. Doch während der Verstand stets präsent an der Oberfläche agiert, sind die Bauchgefühle eher mit den Tiefen eines Meeres vergleichbar. Jeder von uns hat sie. Und kann sie in wichtigen Momenten seines Lebens abrufen – wenn er es wirklich will.

Beachtenswerte Untersuchungen

Tatsächlich erlebt die Beschäftigung mit Bauchgefühlen zurzeit eine wahre Renaissance. Dies gilt sowohl für die Wissenschaft als auch für unser persönliches Alltagsleben. Wir machen zunehmend die Erfahrung, dass das alleinige rationale Denken für immer mehr Entscheidungen immer weniger Sicherheit und Verlässlichkeit bietet. Dabei ist es fast gleichgültig, um welchen Lebensbereich es sich handelt. Das bestätigen auch die Forschungsergebnisse von Professor Gigerenzer, der seit mehr als zehn Jahren Entscheidungs- und Verhaltensstrategien untersucht. »Die menschliche Intelligenz funktioniert eben nicht wie eine Rechenmaschine. Logik ist nur eines von vielen Werkzeugen der Intelligenz. In sehr viel mehr Fällen stützen wir uns auf Bauchgefühle – wir entscheiden intuitiv«, sagt Gerd Gigerenzer. Und das sei auch richtig so, denn »intuitive Entscheidungen sind nicht nur ökonomischer und schneller, sondern oftmals auch einfach besser«, so der Professor.

> In unserer Gesellschaft dreht sich vieles um immer mehr Informationen und rationelle Entscheidungen. Doch Bauchgefühle können andere Lösungen aufzeigen.

Das Gefühl gibt Rat

Das heißt natürlich nicht, dass man ab sofort nie mehr den Verstand benutzen sollte. Aber es gibt Entscheidungen im Leben, für die der Verstand zuständig ist, während andere Bauchsache sind. So ist die Entscheidung, jetzt sofort aus dem Haus zu gehen, weil ich sonst meinen Bus verpassen und zu spät zur Arbeit kommen würde, eine Verstandesentscheidung. Mit dem Verstand lösen wir Rechenaufgaben, so dass man uns beim Einkaufen nicht betrügen kann. Geht es hingegen um Liebe oder Herzensangelegenheiten, dann ist der Bauch gefragt. Auch wenn es darum geht, von mehreren Möglichkeiten die für uns Richtige zu wählen, ist das Gefühl der beste Ratgeber.

Abnehmen betrifft Herz und Verstand

In vielen Bereichen des täglichen Lebens ist eine gesunde Kombination von Herz und Verstand empfehlenswert. So etwa auch bei Ihrem Wunsch, abzunehmen und schlank zu werden. Nur mit dem Verstand alleine wird's nicht funktionieren. Ohne Verstand aber auch nicht. Ein Beispiel: Sie stürzen sich in eine Radikaldiät, wollen 10 Kilogramm abnehmen, weil dies – das wissen Sie von Ihrem Arzt – einfach gesünder für Sie sei. Vergessen Sie es! Jetzt passiert nämlich Folgendes. Der Verstand ruft die Ego-Revolte auf den Plan: »Was, ich darf all das, was mir immer so gut geschmeckt hat, nicht mehr essen?!« Damit ist Ihre Diät bereits von vorneherein gescheitert, Sie werden vermutlich »sündigen« und nicht durchhalten oder nach der Blitzdiät die Esssünden geballt nachholen (Jo-Jo-Effekt). Allerdings ist auch der umgekehrte Fall zum Scheitern verurteilt: Angenommen, Sie sagen sich, jetzt esse ich nur noch das, was mir mein Instinkt vorgibt, vergessen aber dabei, Ihre Kalorienmenge zu reduzieren oder Sport zu treiben, so wird sich auf der Waage auch nichts verschieben.

> Metabolic Balance hilft dem Körper bei der Regulation seines Stoffwechsels und baut dadurch Übergewicht ab. Die mentale Komponente spielt dabei eine wichtige Rolle.

Ihr Bauch will beim Abnehmen mitreden

Wir von Metabolic Balance empfehlen Ihnen deshalb folgende Strategie: Fällen Sie zunächst eine Entscheidung des Verstandes, um mit dem Programm zu beginnen. Bekräftigen Sie Ihre Wünsche und Ziele durch verschiedene in diesem Buch vorgestellte Techniken. Aber bringen Sie auch Ihren Bauch und Ihre Intuition mit ins Spiel, z.B. beim Einkaufen: Lassen Sie Ihr Bauchgefühl entscheiden, etwa welche Art von Tomaten für Sie gerade die zuträglichsten sind. Eher die kleinen Cocktailtomaten, oder die Strauch- oder die Fleischtomaten? Die gelben oder die roten? Biologisch oder konventionell angebaut? Aus dem Freiland oder dem Gewächshaus? Aus Spanien oder besser aus Italien? Lassen Sie Ihr Bauchgefühl die für Sie verlockendsten Tomaten aussuchen, selbst wenn sie vielleicht einen Euro mehr kosten – denn lieber Qualität als Quantität! Vertrauen Sie einfach Ihrem Körper, er weiß, was er wirklich braucht.

Das Gemüseangebot in unseren Märkten ist enorm. Es lohnt sich, beim Einkauf auch bisher unbekannte Arten zu wählen, um neue Geschmackserlebnisse zu haben.

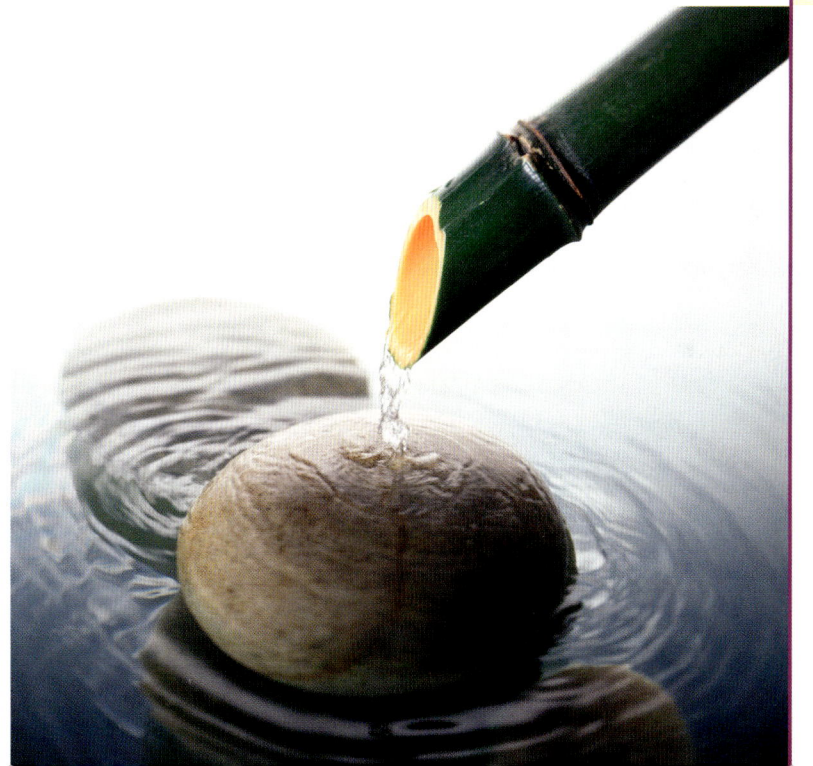

Vertrauen Sie auf Ihr Bauchgefühl und beachten Sie auch die kleinsten Schwingungen.

Abnehmen, um dem Körper zu helfen

Wenn Sie abnehmen wollen, tun Sie es immer auch aus Liebe. Weil Sie Ihrem Körper und damit sich selbst etwas Gutes tun wollen. Möglicherweise teilt Ihnen Ihr Bauch ja schon seit längerem mit – etwa durch ständige Bauchgeräusche und Völlegefühl – dass er gar nicht so viel oder ganz andere Kost braucht und etwas »kürzer treten« will. Hören Sie in sich hinein – je öfter Sie dies tun, desto besser wird es Ihnen auf Dauer gelingen.

Nutzen Sie die Intelligenz des Unbewussten

Wir stehen vor einer Entscheidung und wissen ohne nachzudenken sofort, welche die richtige ist. Warum? Weil Bauch und Gehirn in einem direkten nervlichen Zusammenhang zueinander stehen (siehe auch Kapitel »Unser intelligenter Darm«). Denn Erfahrungen, Entscheidungen, Einfälle, die einmal vom Gehirn getroffen wurden, werden sozusagen auch im Bauch gespeichert. Kommt es wieder zu einer Entscheidung, so kann der Bauch blitzschnell auswählen, was gut für ihn ist und was nicht. Auf das Essen übertragen bedeutet das auch: Nicht alles, was als gesund propagiert wird oder so aussieht, ist gesund für Sie! Versuchen Sie zu erspüren, was Ihnen wirklich gut tut. Wählen Sie mit Bedacht aus.

> Der Darm, unsere intelligente Mitte, bestimmt unser Leben mehr als wir bewusst wahrnehmen. Durch die richtige Nahrungsart, -menge und -frequenz können wir ihm helfen, gesund zu sein.

Aus dem Bauch heraus

Grundsätzlich wird der Bauch immer die für uns richtige Entscheidung treffen, und zwar ohne nachzudenken. Fühlen wir uns dagegen in dem Moment bemüßigt, doch unser Gehirn zu Rate zu ziehen, so wird das Ergebnis nicht nur für den Bauch unbefriedigend ausfallen. »Unser Unterbewusstsein ordnet unsere Einfälle, je nachdem wie erfolgreich sie in der Vergangenheit waren. Deshalb kommen uns die guten Ideen immer zuerst«, meint dazu auch Professor Gigerenzer.

PROBLEME KANN
MAN LÖSEN

Achtung Irrtum!

Ein Klischee besagt, dass das Bauchgefühl bei Frauen ausgeprägter als bei Männern sei, und meint damit die sogenannte weibliche Intuition. Doch das stimmt nicht, wie aktuelle Forschungsergebnisse belegen. Denn auch Männer, und besonders solche in Managerpositionen, treffen wichtige Entscheidungen in letzter Instanz oft aus dem Bauch heraus. Das Einzige, wo Frauen Männern eventuell überlegen sind, ist das schnelle Lesen von Gefühlszuständen anderer. Manche Forscher gehen sogar so weit und behaupten, das Gehirn von Frauen sei von Geburt an auf Einfühlungsvermögen geeicht (E-Hirn), während Männer die Welt von der Tendenz her eher systematisch (S-Hirn) interpretieren. Diese These wird aber kontrovers diskutiert.

Hindernisse überwinden

Hindernisse sind dazu da, dass man sie überwindet! Denn gäbe es keine Parcours, die wir bewältigen, keine Stolpersteine, die wir aus dem Weg räumen müssten, dann wären wir alle perfekt und reif für die himmlischen Sphären. So ist es aber (leider) nicht.

Erfolgreich mit dem Mentaltraining

Vielleicht sehen Sie sich jetzt im Laufe des Metabolic-Balance-Mentaltrainings bereits als schlanke Person. Und Sie tun gedanklich mittlerweile auch einiges dafür. Vielleicht wiederholen Sie z. B. täglich die Formel 20 bis 30 Mal: »Ich bin schlank und vital.« Und Sie haben überall die Karteikarten befestigt, die Sie ständig daran erinnern, wie

> Wie heißt es doch bei Erich Fromm: »Wenn das Leben keine Vision hat, nach der man sich sehnt, die man verwirklichen möchte, dann gibt es auch kein Motiv, sich anzustrengen.«

schön es sein wird, wenn Sie schlank sind. Und Sie haben Ihre Ernährung und Ihre Essgewohnheiten durch das Stoffwechselprogramm umgestellt, so dass Sie nun tatsächlich schlanker werden. Denn jeder Vision, jedem Wunsch muss natürlich die Tat folgen. Sie fühlen sich wohl in Ihrer Haut und freuen sich an Ihren ersten Erfolgen.

Standhaft bleiben

All das zuvor Erwähnte haben Sie bereits geschafft. Jetzt kommt es aber auch darauf an, wie Sie sich verhalten, wenn Sie ein Gespräch von zwei Nachbarinnen im Vorbeigehen aufschnappen. Sie werden freundlich von den beiden gegrüßt, und dann hören Sie hinter Ihrem Rücken: »Ach die Frau Meyer, jetzt will sie abnehmen. Das schafft die sowieso nicht. Die war doch schon immer dick, so lange ich denken kann.« Oder Ihr Mann sagt spätabends zu Ihnen: »Komm, jetzt stell dich doch nicht so an, jetzt gehen wir mal zum Moserwirt, einen leckeren Schweinebraten mit Klößen und eine tolle Nachspeise essen.« Oder noch schlimmer, mit einem Seitenblick auf Ihren immerhin schon reduzierten Leibumfang: »Wie viel hast du denn jetzt schon abgenommen? Mit ein paar Kilos mehr auf den Rippen hast du mir aber besser gefallen.«

> Fangen Sie an, an sich zu denken und nicht vor lauter Aufopferung immer nur für andere da zu sein.

Erst schweigen, dann überzeugen

Mit den zuvor erwähnten oder ähnlichen Kommentaren werden Sie im Laufe Ihres Weges zur Traumfigur immer wieder konfrontiert werden. Hier gibt es zwei Möglichkeiten, die Hilfe bieten. Erzählen Sie, bevor Sie beginnen, niemandem von Ihrer Vision. Denn sicher kennen Sie den Brauch, dass man bei einem Regenbogen oder einer Sternschnuppe seine Wünsche still für sich behält, weil sie dann mehr Kraft haben, um sich zu erfüllen. So können Sie es auch halten.

VIELFÄLTIGE MÖGLICHKEITEN

Bis die anderen gemerkt haben, was los ist, sind Sie schon so schlank, dass Ihrer Umgebung nur noch übrig bleibt, bewundernd zu fragen: »Wie hast du denn das geschafft?« Hat es sich aber bereits herumgesprochen, dass Sie die Wandlung vom Pummelchen zur Elfe vollziehen wollen, dann hilft nur eins: Standhaft an Ihrer Vision festhalten und diese mit entsprechenden Taten verankern. Denn es ist Ihr Leben. Niemand ist berechtigt, Ihnen Ihre Träume wegzunehmen. Suchen Sie sich deshalb die Menschen, mit denen Sie persönlichen Umgang haben, gut aus. Wählen Sie möglichst nur aufbauende positive Charaktere aus, die Ihnen mit Rat und Tat zur Seite stehen. Und wenn Ihr Mann Sie zur Inkonsequenz verführen will, dann erklären Sie ihm, dass Sie ihn lieben. Dass Sie sich aber selbst auch sehr lieben und auf sich achten wollen. Deshalb und nur deshalb müssen Sie jetzt diesen Weg gehen. Schlagen Sie ihm dann beispielsweise vor, dass Sie lieber mit ihm ins Kino oder in eine Wellnessoase gehen wollen.

Schlagen Sie Ihrem Partner alternative Möglichkeiten zum gemeinsamen Erleben vor. Man muss nicht immer nur essen gehen. Sie werden sehen, es wird funktionieren. Denn, wie heißt es so schön: Wo ein Wille ist, ist auch ein Weg!

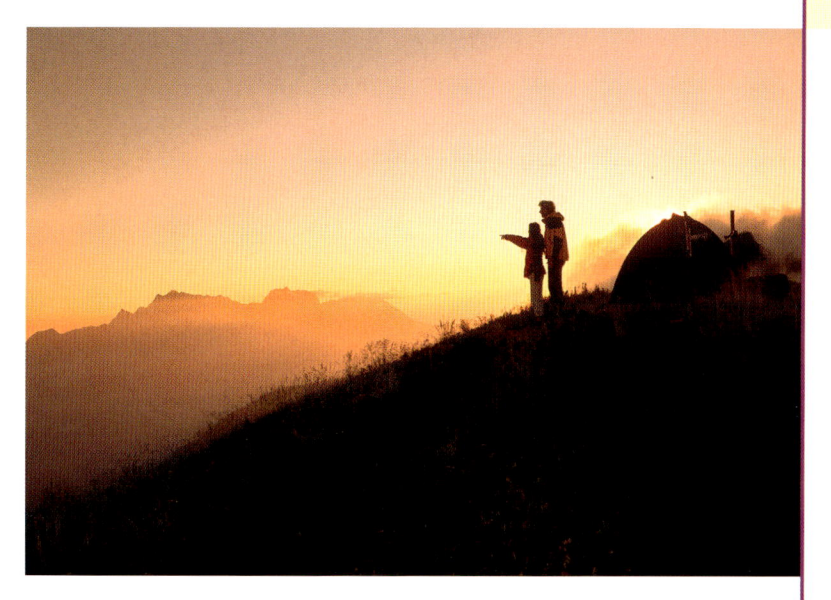

Behalten Sie den Überblick und lassen Sie sich nicht vom Weg abbringen.

Bleiben Sie dran!

»Tu erst das Nötige, dann das Mögliche und plötzlich schaffst du das Unmögliche«, diesen Spruch habe ich kürzlich bei einer Fahrt mit der Deutschen Bahn gelesen. Er hing völlig unvermittelt neben einer Routenstrecke. Dies ist ein Spruch, den sich jeder, der ein Ziel erreichen will, allzeit sichtbar an eine zentrale Stelle hängen sollte.

Kurze Zusammenfassung

Was haben Sie bisher an Möglichem und Nötigem getan? Da war als erstes der Wunschgedanke, das Samenkorn, das Sie eingepflanzt haben. Doch das Samenkorn ist ein zartes Pflänzchen, das gegossen werden will, um aufzugehen. Auch das haben Sie gemacht: Mit dem gesprochenen Wort (Ja, ich schaffe es, ich nehme 10 Kilogramm ab) und dem dazu passenden Bild, der Imagination (Sie sehen sich vor Ihrem geistigen Auge bereits als schlanker Mensch). Wunschgedanke, Wort und Bild werden durch den festen Willen im Boden verankert, sich durch nichts und niemandem von Ihrem Vorhaben abbringen zu lassen. Auch das befolgen Sie. Und schließlich kommt die Tat und die heißt: Gezielter und ausgewogener essen! Und dabei unterstützt Sie rundum das Metabolic-Balance-Programm!

> Der berühmte Erfinder der Glühlampe, Thomas Alva Edison, der über 2.000 weitere Erfindungen machte, hat gesagt: »Genie ist zu 1 Prozent Inspiration und zu 99 Prozent Transpiration!«

Wunschgedanke + Wort + Bild + Tat = Schicksal

Sie sind der Schöpfer Ihres eigenen Schicksals, der Architekt Ihres Lebens. Was Sie täglich säen durch Ihre Gedanken, Ihre Worte, Ihre Bilder, Ihre Visionen und Ihre Taten, das werden Sie ernten. Gehen Sie behutsam mit diesen vier Werkzeugen um, denn es ist Ihr Leben. Sicherlich betreiben Sie tägliche Körperhygiene. Sie waschen sich, Sie putzen sich die Zähne usw. Genauso sollte man es auch mit seiner

Seele halten, Experten sprechen hier von Seelenhygiene. Und auch die sollte ab jetzt täglich auf dem Programm stehen, einfach indem Sie ein paar Tipps aus diesem Buch beherzigen. Bleiben Sie dran – dann ist der Erfolg Ihrer! Vielleicht mögen Sie denken »Ja, aber andere tun sich so viel leichter, die haben so viele Talente!« Dann gehören Sie zu den Menschen, die bei einem Scheitern denken, dass es an ihren mangelnden Talenten lag. Ein Trugschluss, denn heutzutage weiß man, dass nicht die Talente allein zum Erfolg führen, sondern vor allem auch Ausdauer und Beharrlichkeit. Das hat jetzt auch eine neue US-Studie belegt. So steht die Hartnäckigkeit sogar noch vor der Intelligenz: Schon bei sechsjährigen Erstklässlern wurde jetzt beobachtet, dass nicht die intelligentesten am schnellsten lesen lernen, sondern die beharrlichsten!

> »Auch das ist Kunst, ist Gottes Gabe, aus ein paar sonnenhellen Tagen sich so viel Licht ins Herz zu tragen, dass, wenn der Sommer längst verweht, das Leuchten immer noch besteht.«
> (Johann Wolfgang von Goethe)

Beharrlichkeit lernen

Frauen fällt es im Allgemeinen schwerer als Männer, etwas ausdauernd zu machen. Management-Trainer beobachteten, dass das Durchhaltevermögen deswegen nicht so stark sei, weil sich Frauen eher an ihren eigenen Schwächen orientieren. Vor allem lässt die Beharrlichkeit auch dann nach, wenn die sogenannte »Stagnationsphase« eintritt, die sich unweigerlich nach ersten Anfangserfolgen einstellt. Jetzt ist es wichtig, nicht den Kopf hängen zu lassen, sondern sich durch neue äußere Reize zu motivieren. Wenn Sie während einer Diät z. B. eine bestimme Sportart treiben und die Stagnationsphase eintritt – der Zeiger der Waage bleibt hartnäckig und will einfach nicht mehr weiter nach unten gehen – dann denken Sie darüber nach, Ihr Training komplett zu verändern und mal etwas ganz Neues auszuprobieren. Das motiviert, macht Spaß und hilft über die Stagnationsphase hinweg.

Wer langfristig sein Verhalten ändern will,
kann viele Ansätze verfolgen.

Sich selbst besser kennen lernen

Unsere Psyche ist vielschichtig,
sie offenbart unser Innerstes

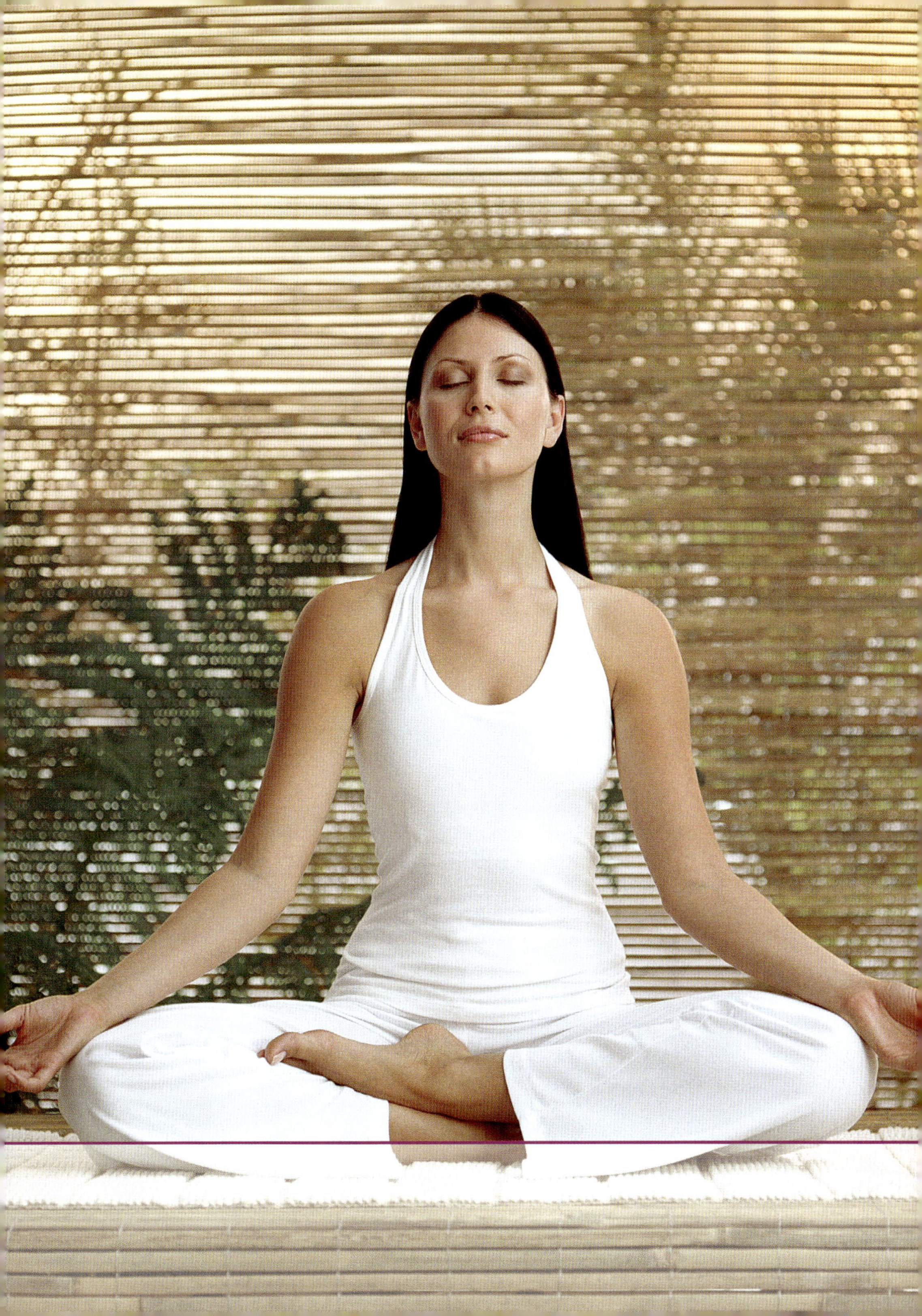

Problem erkannt und gebannt

»Erkenne dich selbst«, dieser berühmte Spruch steht als Begrüßungsinschrift am Eingang zur Orakelstätte von Delphi und erinnert an die Selbsterkenntnis als tägliche Übung. Wer ein Ziel erreichen will, muss nicht nur den Weg dorthin kennen. Sondern er sollte sich auch selbst kennen, seine Stärken und Schwächen richtig einschätzen können, um dann zu dem zu werden, der er ist! Doch wer bin ich eigentlich? Aus welchen Beweggründen fällen wir Entscheidungen, und warum ist es manchmal so schwer, am Ball zu bleiben? Nicht nur für die alten Philosophen verbarg sich hinter dem »Erkenne dich selbst« das Geheimnis des Lebens, auch Erich Fromm sah in der Selbsterkenntnis die treibende Kraft, die hinter der gesamten Psychologie steht. Die folgenden Kapitel sollen Ihnen wie ein Licht auf dem Weg zur Selbsterkenntnis leuchten. Denn nur die Bewusstwerdung kann dazu beitragen, Probleme zu beleuchten, zu erkennen und zu lösen.

> Die gute Nachricht vorweg: Probleme sind dazu da, gelöst zu werden, denn »gegen jedes Leid ist ein Kraut gewachsen«!

Leben bedeutet reagieren

»Das einzig Beständige im Leben ist der Wandel«, besagt ein altes deutsches Sprichwort. Wir alle leben in einer sich ständig weiter entwickelnden Welt. Leben bedeutet immer Reaktion auf diese Veränderungen. Diese Veränderungen betreffen nicht nur die äußeren Wechsel von Wetter, Tages- und Jahreszeiten, neue Menschen, die wir kennen lernen, bekannte Menschen, die sich weiterentwickeln, sondern auch Prozesse, die in unserem Körper ablaufen. Unser Kreislauf, die Atmung, das Nervensystem und der gesamte Stoffwechsel reagieren sehr schnell auf das, womit wir ihn »füttern«. Um ein Stück Fleisch zu verdauen, sind völlig andere Stoffwechselprozesse erforderlich als für ein Stück Sahnetorte, Obst oder Gemüse. Er muss anders reagieren, wenn ich ihm körperliche oder geistige Leistung abverlange, als wenn ich guter oder schlechter Stimmung bin. Ist der Körper in seiner Reaktionsfähigkeit eingeschränkt, kommt es zu Störungen in Form von körperlichen oder seelischen Krankheiten. Kann der Körper überhaupt nicht mehr reagieren, ist diese Fähigkeit also ganz aufgehoben, findet kein Leben mehr statt, der Körper ist dann nicht mehr lebendig! Alles verändert sich ständig und ist im Wandel begriffen. Die ganze Welt war ja nicht am letzten Schöpfungstag fertig, sondern hat sich ständig weiterentwickelt. Gerade in den vergangenen 50 Jahren gab es mehr Neuerungen auf der Erde als in den letzten 2.000 Jahren zusammen.

> Bereits in den ersten Lebenstagen geht es los mit all den Reaktionen und Entscheidungen, die unser ganzes Leben prägen.

Leben bedeutet auch entscheiden

Jedes Reagieren auf diese Veränderungen bedeutet für uns: Es müssen ständig neue Entscheidungen gefällt werden. Zum Glück nimmt uns unser Körper den größten Teil dieser Entscheidungen ab. So muss ich meinen Kreislauf und meine Atmung nicht zu mehr Leistung anhalten, wenn ich mal etwas schneller die Treppe hinauf renne oder sie wieder herunterfahren, wenn ich mich schlafen lege. Es gibt zwei Möglichkeiten zu reagieren und Entscheidungen zu fällen:
- aus der Situation heraus und
- aus Gewohnheit.

Für Säuglinge, Kinder und junge Menschen sind alle Erfahrungen, die sie mit ihren fünf Sinnen machen, neu, die Reaktion kann nur der jeweiligen Situation entsprechen. Zu gewohnheitsmäßigem Verhalten kommt es, wenn immer wieder gleiche Situationen auftauchen und ich immer gleich reagiere, was logischerweise erst beginnen kann, wenn mit zunehmendem Alter immer wieder gleiche oder ähnliche Erfahrungen gemacht werden.

Menschen, die frei entscheiden

Menschen, die ihre Entscheidungen aus der Situation heraus treffen, sind an persönlichen und öffentlichen Vorgängen interessiert, sind neugierig, experimentierfreudig und besitzen oft auch ein ausgeprägtes künstlerisches Interesse. Sie sind fantasievoll und nehmen ihre eigenen Gefühle – positive wie negative – bewusster wahr. Sie verhalten sich nicht aus Vermeidungs- und Angstgefühlen heraus, sondern sind im Gegenteil eher dazu bereit, bestehende Normen kritisch zu hinterfragen. Sie bevorzugen Abwechslung und probieren gerne neue Handlungsweisen aus. Die Vorteile liegen auf der Hand: Das Leben spielt sich in der Gegenwart ab, wird als spannend und abwechslungsreich empfunden. Menschen, die so leben, sind lebendig, präsent, frei und lieben Bewegung und Veränderung – das Leben an sich. Der Nachteil: Anspannung und innere Unruhe sind wesentlich größer als bei Entscheidungen, die aus der Routine heraus getroffen werden.

> Jeder kann lernen, der Passivität zu entkommen, denn Selbstbewusstsein und Stärke kann man antrainieren.

Menschen, die aus Gewohnheit entscheiden

Anders Menschen, die aus der Gewohnheit heraus reagieren. Sie neigen eher zu konventionellem Verhalten und zu konservativen Einstellungen. Sie bevorzugen Bekanntes und Bewährtes, ihre emotionalen Reaktionen sind eher gedämpft. Etwa: »Das ist doch Tante Anna, die war doch schon immer dick. Warum soll die denn jetzt abnehmen?« Der Vorteil einer Entscheidung aus Gewohnheit sind Eigenschaften wie Berechenbarkeit, Konstanz und Verlässlichkeit. Übrigens alles Eigenschaften, die man gerne übergewichtigen Menschen zuschreibt. Auch Routinearbeiten sind für Menschen, die Entscheidungen aus Gewohnheit treffen, eine Selbstverständlichkeit – eben Routine. Der Nachteil: Entscheidungen aus Gewohnheit setzen kein höheres Bewusstsein voraus, das wir aber so dringend brauchen, wenn wir unserem Lebensplan folgen und erfolgreich in unserem Tun sein wollen. Und: Das Verhalten aus Gewohnheit ist eher geprägt durch Passivität, Teilnahmslosigkeit und Angst.

Die fünf Ebenen der Erkenntnis

Stellen Sie sich doch einfach einmal vor, einen Blick hinter die Dinge zu werfen. Das ist z. B. wichtig, wenn Ihre Unternehmungen nicht von Erfolg gekrönt sind. Sie halten sich etwa ganz genau an Diätvorschriften – aber der große Erfolg lässt auf sich warten, und die Pfunde purzeln nicht, obwohl Sie alles ganz genauso machen wie Ihre Kollegin. Oder Sie laufen gar ständig gegen verschlossene Türen. Oder Ihnen passieren immer wiederkehrend die gleichen Dinge und Sie fragen sich dann jedes Mal: Warum ich? Warum passiert dieses oder jenes immer nur mir?

> Körper, Seele und Geist bilden die Grundpfeiler unseres Daseins. Sie können aber getrennt betrachtet werden, um herauszufinden, an welcher Stelle es Unstimmigkeiten gibt.

Das Problem stufenweise zerlegen

Wenn einfach nichts funktioniert wie es sollte, dann hilft Ihnen das Modell der »fünf Ebenen der Erkenntnis« wahrzunehmen, auf welcher dieser Ebenen sich ein Problem manifestiert hat. Denn es ist wichtig, zuerst dieses Problem zu lösen, bevor neue Unternehmungen in Angriff genommen werden. Man spricht in diesem Zusammenhang auch vom System der fünf Ebenen des Heilens. Analog zu dieser »Heilpyramide« ist auch unser Gehirn wie auch andere biologische oder soziale Systeme in Form von Ebenen strukturiert, die natürlich nicht unabhängig voneinander arbeiten, sondern miteinander in Verbindung stehen. Werden z. B. Probleme auf einer höheren Ebene gelöst, erstreckt sich der »Heilungseffekt« auch auf alle darunter liegenden Hierarchien. Aber auch für Therapeuten ist das Wissen um diese fünf logischen Ebenen bedeutend. Auch sie müssen genau wissen, welche Behandlungsmethode bei welchem Problem zum Einsatz kommt. Leidet ein Patient etwa an einer Nahrungsmittelunverträglichkeit, dann hilft ganz einfach eine Ernährungsumstellung. Hier geht es um die Biochemie des physischen Körpers (das entspräche z. B. der ersten Ebene) – Yoga oder Maltherapie würden hier im Hinblick auf Heilung also nicht viel ausrichten können.

Übung: Das Leben mit einer Oper vergleichen

Stellen Sie sich das Leben einfach mal wie eine Opernbühne vor. Sie sitzen im Zuschauerraum und sehen zunächst nur einen verschlossenen Vorhang, noch wissen Sie gar nicht, was sich dahinter befindet. Dann geht der Vorhang auf, eine große Bühne mit vielen Requisiten kommt zum Vorschein, und die Opernsänger treten in Aktion. Aber auch das ist noch nicht die ganze Wirklichkeit des Theaters – es gibt noch viel mehr Ebenen. Hinter der Bühne sind Räume für die Darsteller, Maske, Requisiten u.v.m. Unter der Bühne, ganz versteckt, sitzt die Souffleuse und flüstert den Schauspielern die Textpassagen ein. Vor der Bühne ist das Orchester platziert. Und hinter den Zuschauerreihen, ganz unbemerkt, sitzen Techniker, die für die richtige Beleuchtung zuständig sind. Und dann gab es einmal einen Komponisten, der diese Oper schrieb. Zusammen mit dem Texter entstand nicht nur ein Werk, an dem sich die Zuhörer kurzweilig erfreuen sollen, sondern es steckt auch eine tiefe Botschaft dahinter mit wichtigen Inhalten, die wir in verschiedenen Lebenssituationen beherzigen werden.

> Kopf hoch! Wer sich selbst annehmen kann, der wird auch die Kraft haben, in Zukunft etwas zu ändern.

Die eigene Persönlichkeit erkennen

Wie die Oper, so besteht auch Ihr Leben aus verschiedenen Ebenen, die gleichzeitig existent und wichtig sind. Manches davon können wir sehen und bewusst wahrnehmen, anderes, genauso wichtig, vielleicht sogar wichtiger, bleibt uns verborgen. Werfen Sie jetzt einen Blick darauf! Sie können durch dieses Modell der fünf Ebenen der Erkenntnis also viel über die Struktur Ihrer eigenen Persönlichkeit erfahren – das macht wahre Veränderung möglich.

Erste Ebene – Was tue ich?

Auf der ersten Ebene geht es um den physischen Körper. Ich bin ich noch im Bauch der Mutter. Es ist ein Paradies, denn ich brauche mich um nichts zu kümmern. Es gibt keine Sorgen wegen Essen, Bekleidung oder Wohnung. Weder Lernaufgaben noch irgendwelche Arbeiten sind zu bewältigen. Ich darf einfach so sein wie ich bin.

> Picasso sagte einmal: »Ich entwickle mich nicht, ich bin.«

Ich bin im Lebensfluss von der Quelle zum Meer und lasse mich einfach treiben.

Tatsächlich tun wir uns leichter, wenn wir unser Leben mit einem Fluss vergleichen. Die Quelle, unsere Geburt, deren Wasser unaufhörlich zum Meer fließt, wo am Ende dann das Leben erfüllt ist. Und ganz egal, wie der Flussverlauf auch ist – gerade, kurvenreich oder mit Vertiefungen oder mit Steinen durchsetzt – irgendwann kommt jedes Quellwasser am Meer an. Früher oder später. Das Wasser braucht dabei nirgendwo nach dem Weg zu fragen. Ich muss mir also keine Gedanken machen, wie ich am bequemsten, am schnellsten, besser vielleicht am langsamsten, mein Lebensziel, das Meer, erreiche. Das Einzige, was ich tun muss, ist, dem Lebensfluss zu vertrauen.

Die Sinne reagieren

Auf dieser ersten Ebene, die über die ersten Lebenstage, -wochen und -monate reicht, reagiere ich noch gar nicht bewusst. Ich schreie, wenn ich Hunger habe und mir etwas weh tut. Die Grundbedürfnisse

Essen, Wärme, Kleidung und Behausung werden gestillt, ohne, dass ich irgendetwas dazu tun muss. Alles, was an Eindrücken in dieser ersten Lebenszeit auf uns zukommt, wird über die fünf Sinne (Sehen, Hören, Riechen, Schmecken, Fühlen) aufgenommen.

Von Anfang an

Von der ersten Stunde an, die wir auf der Erde verbringen, lernen wir. Doch zunächst völlig ohne Wollen, ganz ungefiltert und kritiklos. Denn alles ist neu und wird als bisher »unbekannt« auf Karteiblättern in großen Ordnern abgelegt und ruft eine Reaktion bei uns hervor. Auch das geschieht noch größtenteils unbewusst. »Was tue ich« – steht immer in einem engen Kontext zur Umwelt. Haben sich Probleme auf dieser ersten Ebene manifestiert, dann geht es auch immer um äußere Bedingungen, die auf einen einwirken oder um Auslöser aus der Umwelt. Auch Lösungsansätze sind dann auf dieser Hierarchiestufe zu finden.

Kindern soll man Ruhe und Geborgenheit bieten, damit sie ihr gesundes Selbstvertrauen aufbauen können.

Übung: Meditation – Schwimmen im Meer

Ziehen Sie sich für zehn Minuten an einen Ort zurück, an dem Sie ungestört sein können. Schließen Sie die Augen und atmen Sie mehrmals tief ein und aus. Stellen Sie sich nun vor, wie Sie in einem Fluss, einem See oder einem Meer schwimmen. Das Wasser ist glasklar, hat eine türkise Färbung, und die Sonnenstrahlen funkeln durch das Wasser hindurch. Lassen Sie sich einige Minuten treiben und tun Sie nichts anderes, als ruhig ein- und auszuatmen. Bereiten Sie gedanklich die Arme aus und spüren Sie die Schwerelosigkeit. Spüren Sie, wie das Wasser Sie trägt, wie Sie ganz leicht werden. Genießen Sie diesen Moment der Leichtigkeit. Und stellen Sie sich vor, wie Sie jetzt ein ganz leichtes Spiel haben, Ihre überschüssigen Pfunde loszuwerden, halten Sie sie nicht mehr fest, geben Sie sie ans Wasser ab.

Zweite Ebene – Wie tue ich es?

Kommt dann jedoch eine Situation, die man bereits auf einem Karteiblatt abgelegt hat, dann erinnert man sich und weiß, wie man darauf reagieren muss. Und je älter man wird, desto besser kann man unterscheiden, zwischen altbekannten und neuen Situationen, die unser »Hirncomputer« noch nicht abgespeichert hat.

Das Hinterfragen kommt dazu

Auf dieser zweiten Ebene stellt sich nicht mehr die Frage: »Was tue ich?« Entscheidungen fallen nicht mehr nur allein aufgrund von Reiz und Reaktion, sondern es kommen schon etwas Verstand und Überlegung dazu, andere Verhaltensweisen oder Techniken, um immer wiederkehrende Situationen besser zu meistern. Ab einem gewissen Alter wird die kritiklose Aufnahme von neuen Ereignissen durch Hinterfragen und Beurteilen ergänzt. Das unbewusste Lernen geht zwar weiter. Aber wir sind jetzt auch in der Lage, bewusst zu lernen, was vor allem durch die Erziehung erreicht wird. Neue Informationen werden mit den alten Informationen verglichen und bewertet und entweder als »neu« abgespeichert oder als »bekannt« verworfen.

> Teenager bewegen sich oft auf dünnem Eis, wenn sie auf Argumente der Erwachsenen reagieren. Ob sie alles akzeptieren, sich dagegen entscheiden oder gar rebellieren, hängt von ihren persönlichen Erfahrungen ab.

Das Bewerten läuft an

Auf diesen beiden ersten Ebenen läuft bei vielen Menschen das gesamte Leben ab. Die Welt der ersten Ebene, die noch ein einheitliches Ganzes war, zeigt sich nun durch den Filter des Verstandes in zwei gegensätzliche Teile aufgespalten. Jetzt erleben wir die Welt bereits als Polarität. Wir bewerten die Dinge mit angenehm oder unangenehm, gut oder schlecht, entdecken später, dass es groß und klein, Armut und Reichtum, Gesundheit und Krankheit, Gerechtigkeit und Ungerechtigkeit gibt. Auf dieser zweiten Ebene kann man von dem Verstand als eigener Instanz sprechen, auch das bewusste Nervensystem und die damit einhergehenden Körperfunktionen werden dieser Ebene zugeordnet.

Wir entwickeln Verhaltensweisen

Da wir seit Urzeiten darauf geeicht sind zu überleben, entwickeln wir nun Verhaltensweisen, die das Schlechte vermeiden und das Angenehme erhalten sollen. Es geht nicht mehr darum, was wir tun, sondern wie wir es tun. Beispielsweise kam der Urmensch einst auf die Idee, nicht jeden Tag spontan Nahrung zu sammeln, sondern sich Vorräte für schlechte Zeiten anzulegen. Eine Entscheidung, die vom Verstand geleitet ist, neues Verhalten bringt, um Dinge praktisch und auf intelligente Art und Weise zu tun, mit weniger Mühe und weniger Zeitaufwand.

Säuglinge fordern Aufmerksamkeit

So eignet sich der Säugling beispielsweise auch eine besondere Art des Schreiens an, wenn er Hunger hat, wenn er gewickelt werden will oder wenn er einfach nur einsam ist, und die Nähe der Mutter spüren möchte. Wie die meisten Eltern unter Ihnen sicher wissen: Ein Kleinkind weiß bereits ganz genau, wie es schreien muss, um seine Wünsche und Bedürfnisse durchzusetzen.

Übergang zu Ebene 3

Erlebnisse, die unser Leben und Überleben bedrohen, sind an ein Bestrafungssystem gekoppelt, das mit anderen Nervenbotenstoffen Angst oder Schmerzen hervorruft. Gefühle also, die uns in Zukunft vor solchen Situationen schützen sollen. Neutrale Sinnesempfindungen, die mit keinem aktuellen Gefühl verbunden sind, werden in den hinteren Schubladen unseres Gehirns abgelegt. Unter der

> Ausreichend Schlaf, viel Bewegung an der frischen Luft und vitalstoffreiche Kost sind in unserer modernen Zeit wichtiger denn je. Wenn der Körper versorgt ist, kann der Geist sich weiterentwickeln.

Bleiben Sie der Regisseur!

Patienten, die schon einmal kurz vor dem Tod standen und auf der Intensivstation reanimiert und ins Leben zurückgeholt wurden, berichten oft, dass sie ihr gesamtes Leben innerhalb weniger Sekunden wie einen Film vor sich ablaufen sahen. Jeder von uns dreht so im Laufe des Lebens seinen eigenen »Lebensfilm«. Alle Wahrnehmungen sind am Anfang neu. Ich bin der Regisseur, der immer wieder neue Reize, Gedanken und Ideen in den Film aufnimmt und verarbeitet.

Bis ins hohe Alter aktiv am Leben teilnehmen

Bei vielen Menschen kommt aber irgendwann der Zeitpunkt in ihrem Leben, wo sie glauben, nichts mehr aufnehmen zu müssen, weil sie schon alles kennen und alles gelebt haben. Diese Menschen sind dann nicht mehr der Regisseur, sondern nehmen die Position des Zuschauers ein. Sie setzen sich in den Zuschauersessel. Und so gibt es tatsächlich Menschen, die sich sogar schon mit 10 oder 15 Jahren in den Zuschauersessel begeben. Sie nehmen schon jetzt nicht mehr aktiv am Leben teil, sondern erzählen nur noch von dem, was sie bisher alles erlebt haben. Die Entscheidungen, die diese Menschen täglich treffen müssen, sind ganz besonders von Gewohnheit geprägt!

Das Gehirn belohnt uns dafür

Für neue Erfahrungen, die mit einem angenehmen Gefühl verbunden sind, hat unser Gehirn ein Belohnungssystem entwickelt, damit wir sie gerne wiederholen. In diese Rubrik fällt alles, was mit Lust und deren Befriedigung zusammenhängt. Im Zwischenhirn werden dann sogenannte Endorphine freigesetzt, Opium ähnliche Substanzen, die uns auch dazu veranlassen, dass wir uns diese Dinge besser merken und schneller wieder abrufen können.

> Unsere Idee von Metabolic Balance lautet: Führen Sie so lange wie möglich die Regie in Ihrem Leben und bestimmen Sie Ihr Leben selbst. Meiden Sie den Zuschauersessel, so lange es geht!

SICH SELBST BESSER KENNEN LERNEN

Rubrik »Da hab ich doch schon mal was gehört«, sind sie dann oft nur schwer zu finden. Meist werden sie schnell wieder vergessen, nach dem Motto »Brauche ich sowieso nicht«. Auf eine angenehme oder bedrohliche Situation reagiert unser Unterbewusstsein schneller als unser Verstand. Bevor der Verstand überhaupt versucht hat, sich an das letzte ähnliche Ereignis zu erinnern, hat der Körper schon mit einem Gefühl der Lust oder der Angst eine entsprechende Reaktion hervorgerufen. In bedrohlichen Situationen ist dieser Mechanismus wichtig fürs Überleben. Stellen Sie sich einmal vor, Sie stehen im Wald und werden von einem wilden Tier angegriffen: Flucht ist die spontan lebensrettende Reaktion. Würde zunächst noch Ihr Verstand hinzukommen und ein Wörtchen mitreden wollen – dann wäre es für die Flucht vielleicht schon zu spät.

> Sich mit Schokolade zu trösten, ist der falsche Weg zum Abnehmen. Besser ist es, einen Tanzkurs zu besuchen oder in Gemeinschaft Sport zu machen, um dort Anerkennung zu bekommen.

Das Gefühl setzt ein

Auf Ebene 2 stellt sich, wie schon erwähnt, nicht mehr die Frage »Was tue ich?«, sondern die Frage: »Wie tue ich es?« Es geht hier also um die Ebene des Verhaltens und der Fähigkeiten, Aktionen und Reaktionen sind nun auch von anderen Personen wahrnehmbar. Entscheidungen werden jetzt mit Hilfe des Verstandes gefällt. Oft stellen wir aber fest, dass es nicht ausreicht, wenn unser Verstand etwas anordnet, was unser Körper ausführen soll. So wissen wir aus Erfahrung, dass das mit dem Abnehmen nicht so gut klappt, wenn lediglich der Verstand (Ich muss, ich will) sagt, dass es besser ist, nicht so viel zu wiegen. Der Wille allein reicht jedoch nicht aus, wenn zur Ausführung des Vorhabens die Kraft und Energie fehlen, um das Gewünschte auch umzusetzen. Ab hier ist nämlich die dritte Ebene erforderlich, die ein Motiv (vom Lateinischen movere = bewegen), also einen Beweggrund beisteuert, der es um vieles leichter macht, ein gewünschtes Ziel zu erreichen.

In Ebenen organisiert

Biologische/soziale Systeme sind wie Unternehmen in Ebenen organisiert

Betriebsleitung (Verstand)
bestimmt

▼

Zwischenbau (Gefühl) setzt um
motiviert

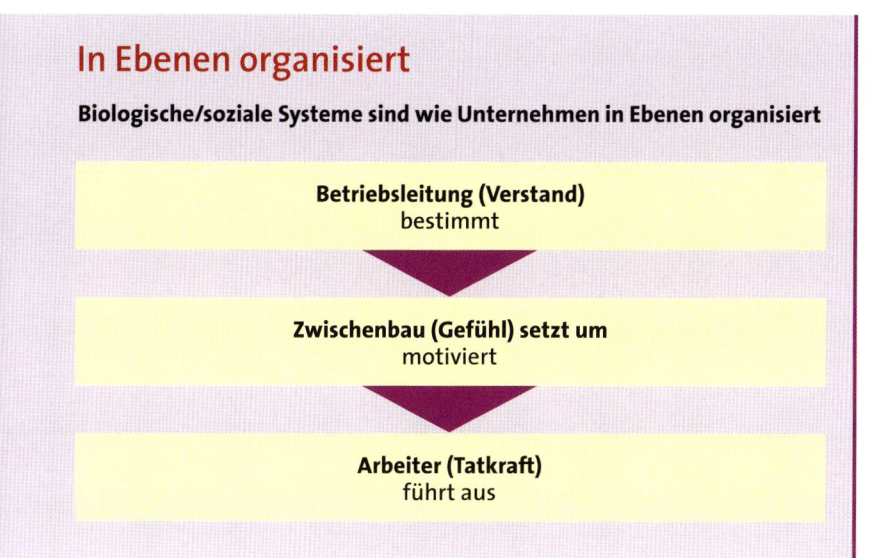

▼

Arbeiter (Tatkraft)
führt aus

Dritte Ebene – Warum tue ich etwas?

Alles im Leben dreht sich um Gefühle. Sie bestimmen unser Leben, unsere Ziele, unser Werden! Und darum geht es auf der dritten Ebene. Hier führen die Gefühle Regie. Nach den Fragen »Was tue ich?« und »Wie tue ich etwas?« kommt eine weitere Dimension hinzu. Die Kernfrage der dritten Ebene lautet: »Warum tue ich etwas?«

Die Suche nach dem Motiv

Es ist die Frage nach dem Motiv, nach dem Beweggrund. Aus welchem Grund will ich mein Ziel erreichen? Wofür? Was ist wichtig? Zu den Trieben (erste Ebene) und dem Verstand (zweite Ebene) gesellen sich nun die Gefühle hinzu, die inneren Werte, Überzeugungen, Leitideen, die dem Handeln zugrunde liegen.

> Die Emotion ist der entscheidende Faktor, der ein Vorhaben machtvoll in die Tat umzusetzen vermag, sie ist sozusagen der Motor, den man braucht, um seine Fähigkeiten auch einbringen zu können.

SICH SELBST BESSER
KENNEN LERNEN

Geborgenheit gibt Sicherheit und Kraft für neue Taten.

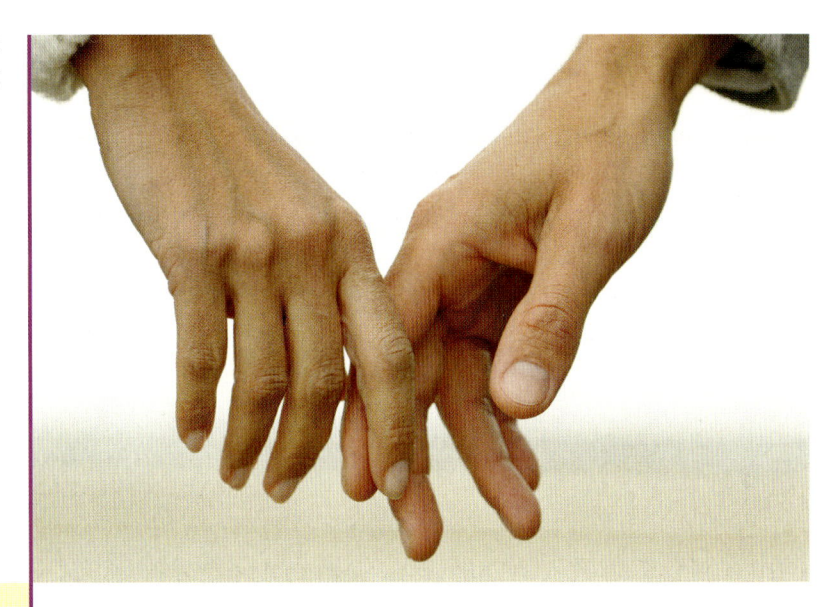

Alle Gefühle gehören zu uns wie die Sonne zum Mond oder der Mond zur Sonne.

Die Gefühlspalette

Da die Palette der Gefühle von A wie Angst bis Z wie Zorn sehr umfangreich ist, kann auch die Wirkung recht verschieden ausfallen. Es gibt »gute« und »schlechte« Gefühle. Wir kennen sie alle und haben sie schon oft erlebt: Zu den »Guten« gehören unter anderem Spaß, Freude, Glück, Geborgenheit, Vertrauen, Wärme, Zufriedenheit und Liebe. Zu den für uns als unangenehmer empfundenen Emotionen zählen tiefe Trauer, Angst, Ärger, Sorgen, Wut, Misstrauen, Enttäuschung, Eifersucht und Neid.

Primäre und sekundäre Gefühle

Weiter kann man eine Unterscheidung treffen in »primäre« und »sekundäre« Gefühle. Die primären Gefühle, ob angenehm oder unangenehm, geben mir die Kraft zum Handeln, während uns sekundäre Gefühle eher Kraft nehmen. Liebe und Freude stehen hier bei den positiven Gefühlen an erster Stelle, aus ihnen entspringt die Energie, die ich in die Tat umsetzen kann. Sicher sind auch Geborgenheit und Zufriedenheit sehr angenehm, verleiten aber eher dazu, das Erreichte möglichst nicht zu verändern, sondern so zu belassen. Auch tiefe Trauer z. B. über den Verlust einer lieben Person oder akute Angst sind in der Lage, Veränderungen herbeizuführen.

Die Energie der primären Gefühle

Primäre Gefühle sind auf ein konkretes Ereignis in der Gegenwart bezogen, sie sind kurz und intensiv, oft auch sehr schmerzhaft. Während dieser Gefühle bin ich ganz bei mir, meine Mitmenschen nehmen Anteil an meinem Schmerz; es sind Gefühle, die auch verbinden. Sekundäre Gefühle entstehen, wenn mir die Kraft und der Mut fehlen, die primären Gefühle zu leben. Ich bin dann nicht traurig über einen Verlust, sondern wütend auf die Umstände, die zu diesem Verlust geführt haben, enttäuscht oder ärgerlich. Diese Gefühle sind nach außen gerichtet, um Aufmerksamkeit zu bekommen, mit ihnen werde ich aber an Stelle von Anteilnahme eher Ablehnung erfahren. Die Augen sind beim Ausleben dieser Gefühle oft geschlossen, weil nicht die Wirklichkeit, sondern innere Bilder angesehen werden, die Energie ist nach außen gerichtet. Oft gebärden sich die Menschen theatralisch, raufen sich die Haare, schreien laut auf und sind nicht zu übersehen. Versuchen Sie immer, wenn Sie wütend oder ärgerlich sind, den Grund herauszufinden, was Sie traurig macht oder in Angst versetzt. Grundsätzlich kann man sagen, dass sekundäre Gefühle keine Kraft und Energie auf die Verwirklichung unserer Ziele haben; sie wirken sich eher hemmend aus und hindern uns, etwas zu verändern. Primäre Gefühle besitzen dagegen stärkenden Charakter und geben Antrieb für unsere Vorhaben.

> Auf dieser dritten Ebene fallen Entscheidungen aufgrund von Gefühlen, und die Entscheidungen hängen von Ihnen selbst, von Ihrer gegenwärtigen Stimmung, ab.

SICH SELBST BESSER KENNEN LERNEN

Der Wasserstand eines Glases kann philosophisch betrachtet werden.

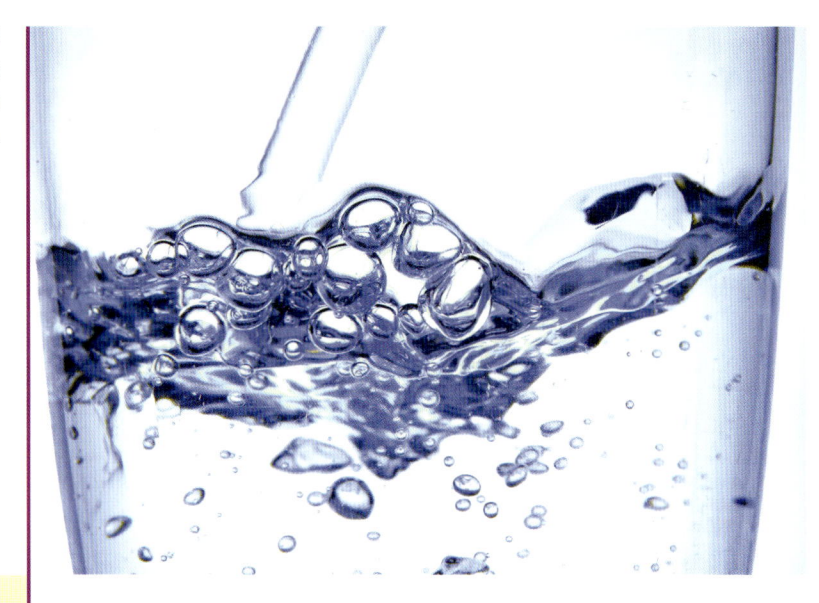

Versuchen Sie mal, jeden Abend den zurückliegenden Tag zu betrachten und herauszufinden, mit welchen Gefühlen Sie welche Entscheidungen getroffen haben.

Übung: Wasserglas

Beantworten Sie doch mal folgende Frage: Ist das oben abgebildete Wasserglas halb voll? Oder ist das Glas halb leer? Welche Gefühle ruft ein halb volles oder ein halb leeres Glas in Ihnen hervor? Wer ist verantwortlich für meine gegenwärtige Stimmung? Welche Gedanken habe ich vorher ausgesendet, dass ich gute/schlechte Gedanken empfange?

Übung: Lohnsteuerjahresabrechnung

Stellen Sie sich vor, Sie müssen Ihre Lohnsteuerjahresabrechnung bis zu einem bestimmten Termin abgeben. Im ersten Fall malen Sie sich aus, wie Sie mit der Rückzahlung eine kleine Urlaubsreise finanzieren, wissen schon genau wohin, sehen sich schon dort und genießen bereits die wunderschöne Gegend und die Unterkunft. Da kommt

Freude auf, mit der Sie sich belohnen! Im zweiten Fall denken Sie daran, was alles Schlimmes passieren kann, wenn die Erklärung nicht rechtzeitig abgegeben wird. Sie bekommen kein Geld, das Konto ist vielleicht überzogen, und Sie haben eher Angst und Sorge. Welches Gefühl wird Sie stärker motivieren, die Formulare auszufüllen?

Übung: Erkennen Sie den Unterschied?

- Ich möchte mein Gewicht reduzieren, weil ich dann ohne Atemnot wieder in den Bergen wandern kann, die frische Luft, die Aussicht genieße u.s.w. – In diesem Falle motiviere ich mich zu etwas hin, das angenehm ist, was ich erreichen möchte.
- Ich möchte mein Gewicht reduzieren, weil ich keine gesundheitlichen Störungen durch mein Übergewicht erleiden will, wie Herzinfarkt, Schlaganfall oder Diabetes. – Hier motiviere ich mich von etwas weg, was unangenehm ist, was ich vermeiden möchte.

> Manchmal sind es Feinheiten in den Formulierungen, welche die Weichen auf dem Weg ins Ziel stellen.

Der bewusste Anteil der dritten Ebene

Ausgesprochen hilfreich für die Durchsetzung Ihrer Ziele ist es, wenn Sie wissen, dass diese dritte Ebene zwei gegensätzliche Anteile besitzt: den unbewussten Anteil und den bewussten. Der bewusste Anteil der dritten Ebene ist die Eigenschaft, Dinge, Menschen oder Situationen zu bewerten und zu beurteilen. Etwas, was ich weder auf der ersten noch auf der zweiten Ebene tue, weil ich die Dinge noch neutral wahrnehme. Eine typisch menschliche Eigenschaft übrigens – Tiere verhalten sich nicht so. Als einziges Lebewesen auf der Erde meint der Mensch, die Dinge des Lebens beurteilen zu können. Er glaubt zu wissen, was richtig oder falsch ist. Eigentlich ist alles, was um mich herum geschieht, weder gut noch schlecht, nur der Mensch maßt sich an, diese Geschehnisse zu beurteilen und zu bewerten: Mit dieser verstandesmäßigen Bewertung von Umwelt

Wie unser Gehirn strukturiert ist

Der älteste Teil des Gehirns, das Stammhirn, auch Reptilienhirn genannt, ist in Form und Funktion den Gehirnen von Schlangen, Eidechsen oder Krokodilen gleich. Das Reptilienhirn kontrolliert die einfachsten Überlebensstrategien: Nahrungsbeschaffung, Selbstverteidigung, Angriff, Kampf und Flucht. Es ist für die erste Ebene zuständig, ist instinktiv und reagiert auf äußere Reize, genau wie die Tiere, denen es seinen Namen verdankt. Sein ganzes Sinnen und Trachten ist auf das Überleben und die Einhaltung der Triebe gerichtet. Die einzige Frage, die sich hier stellt, lautet: Wie reagiere ich auf einen bestimmten Reiz? **Das Stammhirn weiß nicht, dass es nichts weiß!** Auch ein Säugling weiß nicht, dass er nichts weiß. Deshalb geht es ihm gut wenn alle seine Grundbedürfnisse befriedigt sind, er kann sich im Fluss des Lebens treiben lassen.

Der zweite Teil ist das Zwischenhirn, auch als Säugerhirn oder limbisches System bekannt. Hier sind alle Gefühle abgelagert. Aber auch soziales Verhalten und Brutpflege, wie sie bei allen Säugetieren zu beobachten sind, gehören in diesen Hirnbereich. Das Säugerhirn ist zudem für kindliches Spiel-, Sozial- und Familienverhalten zuständig. Und es ist dafür verantwortlich, wie wir uns fühlen. Die Frage des guten oder schlechten Gefühls wird vom Zwischenhirn aus gesteuert. Das Zwischenhirn hat nämlich – wie der Name besagt – eine Art Zwischenfunktion. Es kann hin- und herschalten zwischen Reptilienverhalten und sozialem, vernünftigem Verhalten. Es verbreitet angenehme Gefühle, wenn alles glatt läuft. Und es suggeriert schmerzhafte, negative Gefühle, wenn es Probleme gibt. Wer z. B. schon mal eine Diät gemacht hat, die mit strengem Kalorienverzicht und Selbstkasteiung verbunden war, wird wissen, was gemeint ist. Wie haben Sie sich gefühlt? Vermutlich nicht immer gut, sondern häufiger aggressiv, weil ein wichtiger Grundtrieb des Stammhirns, nämlich die Nahrungsaufnahme, nicht ausreichend befriedigt wurde. Im Zwischenhirn sind auch Belohnungs- und Bestrafungszentren zu finden. Auch jede Suchtthematik (egal ob Alkoholismus, Drogen-, Ess- oder Spielsucht) ist an dieses System gekoppelt, das den Dopamin-Stoffwechsel im Gehirn beeinflusst. Das Zwischenhirn ist auch der Ort, wo das Glück produziert wird: Hier werden körpereigene Opiate ausgeschüttet, die sogenannten Endorphine. Diese Glücksbotenstoffe vermitteln uns ein euphorisches Gefühl und können uns in rauschhafte paradiesische Zustände versetzen. Auch bei einer Drogeneinnahme funktioniert das so. Z. B. beim Alkohol, der im Belohnungszentrum Millionen von Nervenzellen umspült, werden daraufhin vermehrt Endorphine produziert. Auch moderne Psychopharmaka gegen Depression koppeln an dieses System an. Übrigens: Wissenschaftler fanden heraus, dass allein die Meditation oder besinnliche Naturerfahrungen in ähnliche Glücksgefühle des All-Eins-Seins führen – ohne dass dabei äußere Faktoren wie Drogen o. ä. im Spiel sind. Die Abläufe im Dopamin-Stoffwechsel im Gehirn sind genau die gleichen! Hier im Zwischenhirn findet das erste – wenn auch unbewusste – Lernen statt. Auch das Unterbewusstsein ist dem Zwischenhirn zuzuordnen. Hier gilt der Satz: »**Ich weiß noch nicht, dass ich etwas weiß!**«

Der dritte Teil ist das Großhirn oder Affenhirn. Dieser große, faltige Teil, die Rinde, umschließt das Klein- und das Zwischenhirn. Mit dem Affenhirn stehen wir entwicklungsgeschichtlich auf der gleichen Stufe wie Schimpansen, Gorillas und andere Primaten. Mit einem gravierenden Unterschied: Unser Gehirn ist größer, vor allem im Stirnlappenbereich. Dieser ist der modernste Teil unseres Gehirns und beim Menschen größer als bei jedem anderen Tier (mit Ausnahme des Pottwals). Im Großhirn ist der Verstand zu Hause. Die Fähigkeit zu sprechen, zu musizieren, zu malen oder Mathematikaufgaben zu lösen, haben wir diesem Teil des Gehirns zu verdanken. Auch Planung, Voraussicht, Fantasie und Zeiteinteilung fallen in den Aufgabenbereich des Großhirns.

Alle drei Gehirnbereiche ergeben damit durch ihr Zusammenwirken von
- instinktiv reagierendem Stammhirn,
- impulsiv emotionalem Zwischenhirn und
- kühl rationalem Großhirn

das **Verhalten des Menschen**.

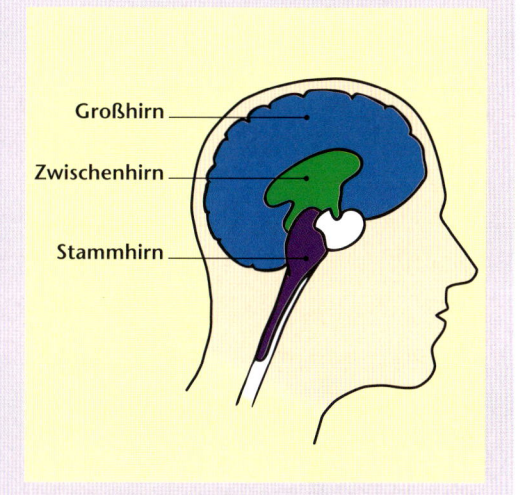

Das menschliche Gehirn hat im Laufe der Evolutionsgeschichte verschiedene Bereiche mit unterschiedlichen Funktionen entwickelt.

und Mitmenschen, hat er vom »Baum der Erkenntnis« gegessen und verabschiedet sich aus dem Paradies, wo er alles wie ein Geschenk so annehmen durfte, wie es eben war. Seitdem ist der Mensch nicht mehr zufrieden mit dem, was passiert und wie es geschieht – er will auf dieser dritten Ebene jetzt auch wissen, warum es passiert.

Es kommt auf den Betrachtungswinkel an

Meistens wirkt es recht provokativ – gerade im Angesicht von Tragödien, Naturkatastrophen und Kriegen – wenn man den Satz hört: »Alles ist gut, so wie es ist.« So ist beispielsweise das Wetter weder gut noch schlecht, denn sowohl Regen, Sturm, Wind als auch Sonne sind erforderlich, um alles wachsen und gedeihen zu lassen. Ob eine Sache gut oder schlecht ist, hängt also alleine von unserer Bewertung ab, wir stellen fest, das ist gutes und jenes ist schlechtes Wetter. Dem Wetter ist es egal, es ist so, wie es ist.

Rücksicht nehmen

Nicht genug, dass der Mensch seine Umgebung beurteilt, er versucht nun auch, regelnd in den Kreislauf der Natur einzugreifen und ihn zu verbessern, obwohl dieser seit Millionen von Jahren gut funktioniert hat. In unserer zivilisierten Welt gilt ein Mensch umso mehr, je mehr er am Ende seines Lebens erreicht, je mehr er also an dieser Welt verändert hat.

Über die Macht der Glaubenssätze

In der Phase der dritten Ebene tauchen auch die vielen Warum-Fragen auf, die den Eltern von kleinen Kindern oft schnell an die Nerven gehen, weil auf jede vermeintlich richtige Erklärung sofort das nächste »Warum« folgt und ganz zum Schluss die letzte Frage nicht mehr beantwortet werden kann. Selbst der am weitesten fortgeschrittene

> Im Gegensatz zu uns gibt es Völker, deren wichtigstes Ziel es ist, die Erde am Ende ihres Daseins in dem Zustand zu verlassen, in dem sie sich zum Zeitpunkt ihrer Geburt befunden hatte. Diese Menschen hatten dann ein erfülltes Leben, wenn sie an ihrer Umwelt nichts verändert haben.

Wissenschaftler kommt dann an seine Grenzen. Hinter jeder gelösten Frage stehen wieder genügend neue Fragen, die es von nun an zu beantworten gilt. Die Antworten beginnen dann nicht mehr mit den Worten »Ich weiß, dass es so ist«, sondern: »Ich glaube, dass es so ist«. Hier beginnt die Ebene der Glaubenssätze und Überzeugungen. Während man Wissen, das man sich mit dem Verstand auf der zweiten Ebene erwirbt, durch neue und bessere Erkenntnisse jederzeit leicht erweitern und verbessern kann, haben einmal erworbene Glaubenssätze ein sehr langes Haltbarkeitsdatum und sind nur ganz schwer zu verändern, schon gar nicht durch Verstand oder Vernunft, wie die zwei nachfolgenden Geschichten verdeutlichen.

Geschichte: Ein junger Arzt

Ein junger Arzt wird in einer Nervenheilanstalt zu einem Patienten geschickt, der überzeugt ist, dass er eine Leiche, also tot, ist. Seit Jahren sind alle Versuche gescheitert, ihn vom Gegenteil zu überzeugen. Der junge Arzt hat einen ganz neuen Ansatz und fragt den Patienten, ob Leichen denn bluten können. »Natürlich nicht!«, erwidert der Patient und lässt sich auf einen Versuch ein. Der Arzt sticht den Patienten mit einer dicken Nadel in den Finger, der sofort anfängt zu bluten. »Na«, triumphiert der junge Doktor: »Wer hat nun recht?« Die Antwort des Patienten: »Ich muss meine Ansicht ändern, jetzt weiß ich, dass Leichen doch bluten können!«

Geschichte: Die liebe dicke Tante

»Bei meiner Lieblingstante riecht es immer nach frischem Kuchen und Kakao. Sie ist ganz ruhig in ihren Bewegungen, sie kann wunderschöne Geschichten vorlesen und hat immer Zeit, wenn ich übers Wochenende bei ihr zu Besuch bin, etwa wenn sich meine Eltern z. B. einen Theaterbesuch gönnen. Sie ist alleinstehend, hat keine Kinder

> Viele Menschen schaffen es nur mit viel Mühe, von ihren einst erworbenen Glaubenssätzen abzukommen.

und kann sich ihre ganze Zeit während des Besuches nur für mich nehmen. Ich bin gern bei ihr, ich liebe sie. Ihr deutliches Übergewicht verbinde ich immer mit Wärme, Zuwendung, Gemütlichkeit und gutem Essen. Ich würde gern später auch einmal so geliebt werden, so ruhig und ausgeglichen sein wie meine Tante.« Diese Überzeugung manifestiert sich auf der dritten Ebene und wird stärker sein als alle Vernunft der zweiten Ebene, die mir sagt, welche Risiken mit ihrem Übergewicht verbunden sind.

In der Kindheit

Viele dieser Glaubenssätze, die unser ganzes Leben weit mehr steuern und bestimmen als unser so hoch gelobter Verstand, werden gerade in den ersten Kinderjahren der vielen Warum-Fragen erworben. Die meisten davon übernehmen wir von unseren Mitmenschen, aus der Familie, Schule, Kirche usw. Die entscheidende Programmierung unseres Lebenscomputers geschieht also nicht durch uns selbst, sondern durch andere Personen und das meist nicht einmal in bewusster Absicht, sondern eher zufällig, je nachdem wie offen ich in diesem Moment für eine solche Programmierung bin. Wie die beiden soeben aufgeführten Geschichten auch sehr deutlich veranschaulichen: Bei Glaubenssätzen muss es sich nicht objektiv um die »Wahrheit« handeln. Nein, Glaubenssätze sind in der Regel ganz individuelle Theorien, von uns subjektiv gemachte Interpretationen von Erlebtem, sie sind unsere Wahrheit! Zu dieser dritten Ebene gehören all diese unzähligen Glaubenssätze, die jeder von uns mit sich herumschleppt. Beurteilungen, die man irgendwann einmal von Eltern, Freunden, Lehrern gehört, gelesen oder erfahren hat. Und die man glaubt, ganz gleich ob sie stimmen oder nicht. Zusätzlich bilden wir uns noch unsere eigenen Meinungen und Glaubenssätze. Man kann sich das Ganze wie einen Rucksack vorstellen, der am Anfang

> Es liegt in unserer Verantwortung, unseren Kindern die richtigen Werte im Leben vorzuleben und sie zu entscheidungskräftigen Menschen zu erziehen.

des Lebens noch leer und ganz leicht ist. Je älter und aufnahmefähiger man wird, desto praller wird dieser Rucksack gefüllt sein. Bei manchen Menschen ist er so schwer, dass sie gar nicht mehr fühlen können, was gut für sie ist und was nicht. Sie tragen ihr »Kreuz« und haben im Dickicht der Beurteilungen jegliches Gefühl für sich selbst verloren.

Beurteilungen gleich

Glaubenssätze kann man sich vorstellen wie Beurteilungen, die sich auf unserer Festplatte eingebrannt haben. Sie lassen keine andere Meinung oder Sichtweise mehr zu. Sie machen dadurch auch unfrei im Denken und Fühlen, und vor allem hindern sie uns auch daran, ganz spontan im Hier und Jetzt das zu erleben, was wirklich ist – ohne bereits vorgefertigte Meinung darüber zu haben, wie die Dinge denn sein müssten. Und so sind wir uns meistens gar nicht darüber im Klaren, dass das, was wir denken, eigentlich einer ganz fremden Quelle entstammte. Viele solcher Glaubenssätze kennen Sie bestimmt in Form von Sprichwörtern wie »Zeit ist Geld«, »Was Hänschen nicht lernt, lernt Hans nimmermehr!«, »Erfolg ist alles im Leben«, »Man kann niemandem trauen« oder »Reden ist Silber, Schweigen ist Gold«. Wenn Sie z. B. als Kind schon pummelig waren und Ihre Mutter Sie damit getröstet hat, dass Dicksein in der Familie liegt, so haben Sie diesen Glaubenssatz vermutlich übernommen, wenn Sie heute ein Gewichtsproblem haben.

> Oft geben Erwachsene ihren Kindern falsche Sätze mit auf den Lebensweg, aus Unkenntnis, mangelnder Weitsicht und weil sie ihrerseits diese Überzeugungen ebenfalls von ihren Eltern übernommen haben, ohne sie zu hinterfragen.

Arbeit mit Glaubenssätzen

Es gibt eine moderne Therapieform, die auf Basis von Gesprächen abläuft (Byron Katie »The Work«). Der Kernsatz, der hier immer wieder auftaucht, ist: »Ist das wirklich wahr?« Stellen Sie sich diese Frage doch selbst öfter mal, wenn Sie einen Glaubenssatz »entlarvt«

haben! Denn der Charakter eines Glaubenssatzes ist, dass er zum einen nicht für Sie wahr sein muss und dass er sehr verallgemeinert. Das bedeutet: Was andere erfahren haben und aufgrund dessen ein Glaubenssatz entstanden ist, muss nicht auf Sie zutreffen, und tut es wahrscheinlich auch nicht. Sie müssen also nicht dick sein, nur weil es in der Familie liegt. Doch in dem Moment, in dem Sie einen Glaubenssatz wie »Dicke Menschen sind lustiger und gemütlicher als Schlanke« übernehmen und abspeichern, sind die Weichen im Hinblick auf ein paar Pfunde zu viel eigentlich schon gestellt. Misserfolge bei Diäten sind vorprogrammiert. Denn fest steht schon jetzt: Sie wollen nicht schlank oder gar dünn sein, weil diese Menschen ja nicht lustig und gemütlich sind.

> Wer im Laufe seines Lebens ständig weiteres Übergewicht aufbaut, tut gut daran, die Gründe zu hinterfragen.

Mit sich selbst ins Gericht gehen

Im vorderen Teil des Buches haben Sie erfahren, wie wichtig Wünsche sind, damit Sie Ihre Ziele erreichen. Die Sache ist nur die: Sie gehen schwerlich in Erfüllung, wenn sie Ihren innersten Glaubenssätzen widersprechen. Geht man nämlich davon aus, dass alles, was wir denken, fühlen und glauben, einen Einfluss darauf hat, was wir erleben, dann lohnt es sich, die Glaubenssätze zu untersuchen und zu überprüfen. Packen Sie Ihren Rucksack aus und begutachten Sie jetzt jeden einzelnen Glaubenssatz auf seine Tauglichkeit!

Glaubenssätze auflisten und bewerten

Eine einfache Übung kann Ihnen helfen, die eigenen Glaubenssätze zu erkennen und durch positivere zu ersetzen. Stellen Sie dazu eine Liste zusammen, wie sie im Kasten gezeigt wird. Sie können die Liste beliebig fortsetzen und ergänzen. Wichtig ist, dass Sie sich zunächst Ihre bisherigen Glaubenssätze, die Ihre Programmierungen sind, genau anschauen und bewusst machen. Denn auf dieser Ebene gibt

Liste schreiben

Nehmen Sie dazu ein Heft, das in der Mitte eine durchgehende Linie hat – wie ein Vokabelheft. In die linke Spalte schreiben Sie jeweils Ihre (alten) behindernden Glaubenssätze. In die rechte Spalte die neuen »transformierten«, helfenden Glaubenssätze.

Alt	Neu
Ich nehme schnell zu.	Ich kann essen, was ich will.
Das schaffe ich bestimmt nicht.	Alles, was ich mir vornehme, erreiche ich auch.
Ohne Fleiß kein Preis.	Vieles darf ich als Geschenk annehmen.
Manche Dinge lassen sich einfach nicht ändern.	Alles lässt sich ändern.
Mir fällt es schwer, mich zu verändern.	Ich kann mich jederzeit so verändern, dass es gut für mich ist.
Was Hänschen nicht lernt ...	Selbst im Alter kann ich noch dazulernen.
Keiner mag mich.	Ich bin ein liebenswerter Mensch.
Nicht darüber sprechen, wenn es mir gut geht.	Ich darf mich freuen, wenn mir gut geht!

Auch in anderen Lebensbereichen ist es hilfreich, klärende Listen zu führen. Durch das Aufschreiben werden Gedanken gegenständlicher und können besser beurteilt werden.

es die stärksten Blockaden, Vorhaben in die Tat umzusetzen. Man spricht dann von einschränkenden oder begrenzenden Glaubenssätzen. Von wem stammen diese Glaubenssätze? Von Ihnen? Vielleicht hören Sie dazu sogar die Stimme Ihrer Mutter oder Ihres Vaters. Sind diese Sätze wirklich wahr? Und sind sie für Ihr Leben und Ihre Vorhaben förderlich?

Glaubenssätze revidieren

Wenn Sie die Erkenntnis haben, dass es sich um einen Glaubenssatz handelt, der Ihren Fortschritt blockiert, ist diese Selbsterkenntnis schon der halbe Weg zur Besserung. Sie müssen dann nur noch, wie in dem Muster, den alten, blockierenden Glaubenssatz gegen einen neuen, unterstützenden Satz austauschen! Diesen neuen Satz sagen Sie sich täglich 20 bis 30 Mal vor – so lange, bis Sie ihn verinnerlicht haben. Ob die Umprogrammierung erfolgreich war, erkennen Sie daran, welche Antwort Ihnen das Leben selbst gibt.

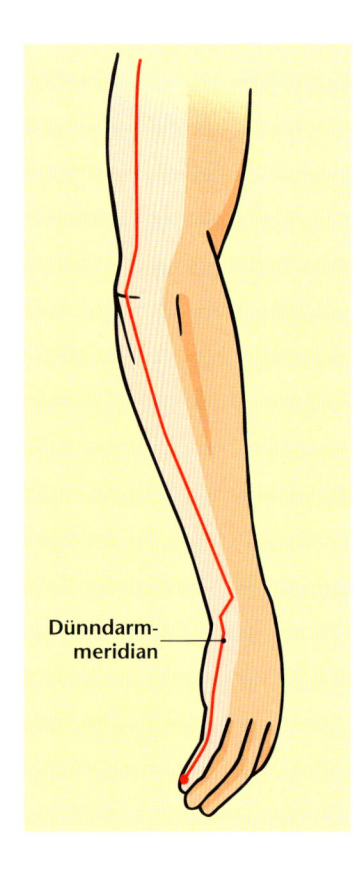

Sätze leichter einprägen

Eine große Hilfe, um sich diesen neuen Satz einzuprägen, bietet die Kinesiologie. Dort beklopft man, während der neue Satz gesprochen wird, die beiden Außenkanten der Hände. Dort verläuft, beginnend an den Spitzen der kleinen Finger, der Dünndarmmeridian. Er sorgt für Entspannung und Aufnahme von Nahrung, auch geistiger Nahrung, z. B. neuer Glaubenssätze!

Die »MB-Technik«

Eine weitere Möglichkeit, diese neue Überzeugung ganz anzunehmen, besteht darin, sich diese neuen Formulierungen in bestimmten Satzfolgen einzuprägen, während der Dünndarmmeridian beklopft wird. »MB-Technik« steht hier für »Mentale-Balance-Technik«. Wir neigen dazu, solche blockierenden Aussagen sofort abzulehnen,

Dünndarmmeridian

Der Dünndarmmeridian beginnt am äußeren Nagelwinkel des kleinen Fingers und endet vor dem Ohr. Ein innerer Ast geht von der Schulter über Herz und Magen zum Dünndarm.

wollen mit ihnen nichts mehr zu tun haben. Sie sind aber über die Jahre zu einem wichtigen Teil von uns geworden, wenn ich sie ablehne, lehne ich einen Teil von mir selbst ab, was auf Dauer nicht gut gehen kann. Sehr hilfreich ist es hier, diese, wenn auch blockierenden Umstände, erst einmal anzunehmen und zu akzeptieren. Ich kann erst dann einen Fehler, eine Krankheit oder Ähnliches bearbeiten oder behandeln, wenn ich es angenommen und akzeptiert habe. Sprechformeln bestehen immer aus drei Teilen. Für eine übergewichtige Person, die gerne abnehmen möchte, könnte sich folgende Sprechformel ergeben:

- »Auch wenn ich immer übergewichtig war *(Vergangenheit)*,
- akzeptiere ich mich, nehme mich an und liebe mich so wie ich bin *(Gegenwart)*,
- und sehe zu, wie mein Körper in den nächsten Wochen schlanker und gesünder wird *(Zukunft)*.«

Hiervon gibt es Steigerungen; im Teil der Vergangenheit z. B:

- »Auch wenn ich glaube, dass ich nie abnehmen werde, akzeptiere ich mich … « oder: »Auch wenn ich den Rest meines Lebens übergewichtig bleiben werde, …«

> Die Technik der Sprechchöre kann man natürlich auch in anderen Bereichen anwenden, in denen Veränderungen erforderlich sind.

Ich bin es wert!

Oft gibt es Teilnehmer, die mit unserer Methode ihren Stoffwechsel wieder wunderbar ins Gleichgewicht gebracht haben und nach ein bis zwei Jahren wieder genauso aussehen wie vorher. Sie berichten, dass sie sich noch nie in ihrem Leben so wohl gefühlt hätten wie zu der Zeit, wo sie 30 Kilogramm weniger gewogen hatten, keine Medikamente mehr einnehmen mussten und voll Energie waren. Trotzdem ist es ihnen nicht gelungen, dieses Wohlgefühl zu erhalten. Beim genauen Nachfragen finde ich dann häufig einen Satz, der etwa lautet: »Es ist nicht in Ordnung, wenn es mir gut geht, das steht mir nicht zu! Gesundheit und Wohlbefinden ist etwas für die Reichen und Schönen, zu uns einfachen Menschen gehören Beschwerden und gesundheitliche Störungen.« Dabei darf jedes Lebewesen gesund sein und sich auf unserer Erde über sein Leben freuen und muss kein schlechtes Gewissen haben, nur weil es ihm gut geht. Dass es funktioniert, haben diese Teilnehmer ja am eigenen Leib verspürt und können sich dieses angenehme Gefühl für den Rest ihres Lebens bewahren, wenn sie sich an die Grundregeln der Methode halten und ihre Überzeugung ändern, dass sie es wert sind, in Gesundheit alt zu werden. Älter werden und gesund bleiben sind keine Widersprüche, sondern gehören bei gesunder Lebensführung eng zusammen.

Individuelle Motive

Reißen Sie Ihre Fassaden ein und durchschauen Sie, was Sie sind und was Sie nicht sind. Die Frage dieser Ebene: »Warum tue ich etwas?«, ist deshalb die Frage aller Fragen und sollte genau durchleuchtet werden. Natürlich hat jeder einen Beweggrund für sein Ziel. Die Frage ist nur welchen? Das individuelle Motiv sollte stets den Vorrang vor allen eingetrichterten Glaubenssätzen haben. Wenn Sie auf die Frage, warum Sie abnehmen wollen, antworten: »Sie wissen doch selbst, dass es ungesund ist, Übergewicht zu haben!« Oder: »Meine Frau schickt mich her«, dann ist das nur die halbe Miete. Die Energie ist gedämpft, und entsprechend werden Sie auch Ihr Vorhaben starten. Wenn wir diese Ebene richtig für uns einsetzen, bekommen wir sehr viel Energie um uns zu motivieren. Wichtig sind hier nicht die Motive anderer, des Partners oder Hausarztes, sondern unsere eigenen.

Fallbeispiel

Frau M., eine 42-jährige Sekretärin, macht seit sieben Wochen das Metabolic-Balance-Programm. In den ersten vier Wochen hat sie

> Am einfachsten komme ich auf meine Motive, wenn ich mich frage: »Warum will ich überhaupt mein Gewicht reduzieren?« Jedes eigene Motiv – und sei es noch so banal – hat mehr Kraft, als alle Motive, die andere Personen an mich herantragen.

fünf Kilogramm abgenommen, seit drei Wochen steht alles still, die Gewichtsabnahme stagniert, und in der letzten Woche hat sie sogar wieder ein Kilogramm zugelegt. Nach der Auswertung des Fragebogens hat Frau M. keine Fehler gemacht (1. Ebene!), auch die Umsetzung und das Verhalten lassen nichts Auffälliges finden. Auf meine Bitte, sie solle doch alle Vorteile, die ein gewisses Maß an Übergewicht mit sich bringt aufzählen, verliert sie ihren eher depressiven und mutlosen Gesichtsausdruck, setzt sich aufrecht hin und erzählt fast freudig, dass Dicke gemütlicher sind, unkomplizierter und, das Wichtigste: gesünder, weil sie bei einer Krankheit noch Reserven zum Zusetzen hätten. Solange sie dieser Überzeugung ist, wird sich ihr Körper wehren, weniger zu wiegen! Nachdem ihr das bewusst geworden war, galt es, diese Überzeugung gegen eine andere auszutauschen. Schnell hatte sie den ältesten ihrer Verwandten ausgemacht, einen 87-jährigen Großonkel, der noch nie krank war, immer gesund und aktiv und sehr schlank. Der erste neue Satz, der lautete: »Es ist möglich, schlank zu sein und trotzdem gesund«, war ihr zu schwach, und sie formulierte ihn um in: »Gerade weil ich schlank bin, bleibe ich gesund«, der ihrer Meinung nach, ihr noch mehr Kraft gab.

> Was für den einen gut ist, kann für den anderen weniger vorteilhaft sein. Jeder hat seine eigenen Beweggründe, um zu handeln.

Die eigenen Gefühle ernst nehmen

Jeder Wunsch muss aus Ihnen selbst herauskommen und authentischen Charakter besitzen. Wenn Sie nun sagen: »Ich habe mich entschieden abzunehmen, weil ich mir etwas Gutes tun will.« Oder: »Ich möchte wieder so schlank und fit wie vor zehn Jahren sein.« Oder: »Ich möchte abnehmen, weil ich mich liebe!« – dann sind Sie auf Erfolg programmiert. Werden Sie sich bewusst darüber, dass es für die Durchsetzung Ihrer Ziele völlig belanglos ist, was Ihre Mutter, Ihre Frau/Ihr Mann oder Ihre Nachbarin zu Ihnen sagt. Es kommt einzig und allein darauf an, was Sie sich wünschen.

Drei Mahlzeiten am Tag reichen aus

Erst indem Sie Ihre eigenen Gefühle genau beobachten, lernen Sie Ihre Programmierungen kennen. Aus dem Gefühl »Ich brauche mehrere Mahlzeiten pro Tag«, können Sie auch den Glaubenssatz formulieren: »Drei Mahlzeiten pro Tag reichen für mich völlig aus.« Natürlich kann es jetzt passieren, dass die Umsetzung dieses Glaubenssatzes nicht gleich funktioniert. Denn nun regen sich verschiedene Stimmen und unterschiedliche Gefühle in Ihnen. Z. B.: »Dann habe ich ja ständig Hunger!« Oder: »Wie, bitte, ich soll Fleisch ohne Sauce essen, das schmeckt doch nicht!« Hier hilft nur eins: Akzeptieren Sie zunächst Ihre unterschiedlichen Gefühle wie Zorn und Ärger und essen Sie erst einmal weiter wie bisher. Verurteilen Sie sich nicht selbst, gehen Sie milde mit sich um. Damit können Sie diese Gefühle beruhigen und annehmen. Gleichzeitig werden Sie aber nach einer Weile feststellen, dass dies nur die eine Seite der Medaille ist. Denn die Hosen kneifen immer noch, und auch das Treppensteigen ist nach wie vor anstrengend. Jetzt ist die andere Hälfte der Gefühle gefragt. Denn auch die will ernst genommen werden. Die Gefühle von Vertrauen, Wohlbefinden und vor allem Liebe helfen Ihnen nun weiter, Ihr Ziel zu erreichen. Jetzt sind Sie soweit, neue Glaubenssätze erfolgreich umzusetzen. Und bei allen Entscheidungen, die es zu treffen gilt, hat die Entscheidung aus Liebe die stärkste Kraft.

> Das erhabene Gefühl des Verliebtseins zeigt ja schon, dass man innerlich durchaus Kraft und Energie hat, um vieles zu gestalten.

Die Liebe – Turbomotor auf dem Weg ins Ziel

Wer kennt nicht solche Geschichten, in denen man aufgrund der Gefühle plötzlich zu Dingen fähig ist, die man sich vorher nie zugetraut hätte? Der Verstand auf der zweiten Ebene kann gut irgendwelche Vorhaben formulieren, aber die Kraft, diese auch umzusetzen, kommt aus der dritten Ebene, den Gefühlen. Wie wichtig die Liebe und das Herz in unserem Leben sind, möchte ich anhand einer kleinen Begebenheit erzählen, die mich vor kurzem zutiefst berührt hat: Im Altenheim war auf Zimmer 12 eine neue Patientin eingeliefert worden. Als ich in das Zimmer kam, um sie zu besuchen, stand sie dort mit der Pflegerin mitten im Raum. Die Pflegerin erklärte gerade: »Dort steht der Schrank ... da ist das Bett ... und drüben der Tisch mit zwei Stühlen« – denn die Patientin war blind. Und diese Patientin lächelte und sagte: »Ach, ich liebe dieses Zimmer!« Daraufhin antwortete die Pflegerin ganz irritiert: »Das kann ich ja jetzt gar nicht verstehen. Sie können das Zimmer doch gar nicht sehen! Wie können Sie es dann lieben?« Die Patientin antwortete: »Ob ich das Zimmer liebe oder nicht, ist doch völlig unabhängig davon, wie das Zimmer aussieht. Ich mache meine Liebe zu diesem Zimmer doch nicht von solchen Äußerlichkeiten abhängig, wo der Schrank steht. Ich entscheide aus mir von innen heraus, ob ich etwas oder jemanden liebe.« Und dabei zeigte sie auf ihr Herz.

> Die Kraft von positiven Gefühlen kann in jedem Lebensalter für Wohlbefinden und Erfolg sorgen.

>*»Man sieht nur mit dem Herzen gut,*
>*das Wesentliche ist für die Augen unsichtbar.« (Saint-Exupéry)*

Ein weiteres Beispiel dafür, was positive Gefühle wie die Liebe bewirken können, ist der 16-jährige Schüler, der mit seiner Klasse eine Fahrt nach Moskau macht. Dort lernt er ein gleichaltriges Mädchen kennen. Er verliebt sich in sie und sie in ihn. Doch mit der Verständigung gibt es ein Problem. Denn sie spricht nur sehr wenig Englisch und er kein Russisch. Wieder zuhause schreibt sie ihm einen langen Brief. Er findet eine Lehrerin, die ihm den Brief übersetzt und ihm die russische Sprache beibringt. Schon nach zwei Wochen kann er den ersten Brief zurückschreiben, und nach drei Monaten beherrscht er die eigentlich schwere Sprache schon so gut, dass er sich zumindest verständigen kann!

Achte auf dich selbst

Die Liebe befähigt uns zu Handlungen, die wir uns eigentlich gar nicht zugetraut hätten und lässt uns Ziele erreichen, die normalerweise unerreichbar sind. Mit Liebe gibt es keine Hindernisse und Liebe versetzt sogar Berge! Und das lässt folgenden Umkehrschluss zu: Wenn die Liebe für einen anderen Menschen so viel bewirken kann, welche Kraft muss sie erst haben, wenn ich ihren Strahl auf mich selbst richte? Das Bedürfnis, mir selbst etwas Gutes zu tun, meinen Stoffwechsel wieder in Gang zu bringen, gesunde Organe zu haben und fit und glücklich zu sein, sollte deshalb bei dem Wunsch abzunehmen, an oberster Stelle stehen.

Abnehmen beginnt im Kopf

Wenn Sie wieder einmal glauben, dass Sie es ja doch niemals schaffen werden, abzunehmen, dann wird es Zeit, sich von diesem Glauben zu verabschieden.

Übung: Herzöffnung

Setzen oder legen Sie sich bequem hin. Atmen Sie tief ein und aus. Lassen Sie Ihre Gedanken kommen, aber beobachten und bewerten Sie sie nicht. Sie ziehen von alleine weiter wie Wolken am Himmel, während Sie immer ruhiger werden. Plötzlich ist nur noch Stille, kein Gedanke stört mehr. Fühlen Sie nun in Ihr Herz. Stellen Sie sich dieses elementare Organ des Lebens als einen Raum vor, in dem Sie gerne wohnen und in dem Sie sich leicht und frei fühlen. Öffnen Sie die Fenster und lassen Sie Licht und Sonne hereinstrahlen. Vielleicht stellen Sie eine Blume Ihres Herzens auf die Fensterbank. Dann setzen Sie sich bequem hin, schauen aus dem Fenster. Die Aussicht auf den blauen Himmel ist wunderbar. Die Wolken ziehen vorbei. Und Sie wissen plötzlich: Es gibt kein Problem, alle Schwierigkeiten sind selbst

> Atemübungen lernt man auch gut beim Yoga. Man konzentriert seine Gedanken auf das Ein- und Ausatmen und schaltet dabei gut ab.

So wirken Gefühle

Jeder Gedanke erzeugt ein Gefühl, egal ob es Ihr eigener authentischer Gedanke ist oder der aus einem Glaubenssatz. Gedanken und Gefühle beeinflussen aber nicht nur unsere Wirklichkeit im Außen, auch zwischen Körper und Gefühl besteht eine enge Beziehung: Jedes Gefühl, ob Hass oder Liebe, löst eine chemische Kettenreaktion im Körper aus, indem durch die erzeugten Gefühle Hormone ausgeschüttet werden, die wiederum viele Organfunktionen steuern. Es kann – je nach Gefühlen wie Angst, Stress oder auch freudiger Erwartung oder Verliebtheit – zu vielen körperlichen Reaktionen kommen: Die Pupillen weiten sich, der Blutdruck steigt, Puls und Atmung werden schneller. Vielleicht bilden sich auch Schweißperlen auf der Haut. Diese körperlichen Reaktionen sind für uns die einzige Möglichkeit, Gefühle überhaupt wahrzunehmen. Wenn man weiß, welch heftige körperliche Reaktionen durch unsere Gefühle ausgelöst werden können, kann man sich leicht vorstellen, dass Gefühle, wie die Liebe, auch zu unserem Heiler werden können. Wir sprechen dann von den »Selbstheilungskräften«, die sich als Schnittstelle zwischen Körper und Geist befinden. Früher betrachtete man Körper, Seele und Geist als eine Einheit. Dann trennte die Wissenschaft Körper und Geist und verneinte den Zusammenhang. Doch heutzutage belegen modernste Forschungen aus der Neuroimmunologie das Gegenteil, und die Wechselwirkungen zwischen Gefühlen und Hormonen werden immer mehr erforscht.

> Wer auf lange Sicht immer wieder Gefühle unterdrückt und sich nicht zur Wehr setzt, wenn er verbal angegriffen wird, der verkümmert auf Dauer.

gemacht. Wie die überschüssigen Pfunde auf Ihrem Körper. Die geben Sie jetzt ab an den Kosmos, damit sie mit den Wolken davonfliegen können. Leicht und frei atmen Sie wieder tief ein und aus und öffnen die Augen mit der Gewissheit, dass Sie es schaffen werden.

SICH SELBST BESSER
KENNEN LERNEN

Der unbewusste Anteil der dritten Ebene

Auch der unbewusste Anteil nimmt Einfluss auf unsere Vorhaben. Wir sind uns nicht bewusst über manche Gefühle, Wahrnehmungen und Ideen, die in uns schlummern. Man könnte unseren unbewussten Anteil mit einem Hausmeister vergleichen, der den ganzen Tag durch das Haus und die Gänge fegt, immer auf der Suche nach kleinen Reparaturarbeiten: Hier wird eine defekte Glühbirne ausgewechselt, dort ein kaputter Wasserhahn repariert; was eben in einem großen Haus so ansteht. Der Hausherr (Verstand) sitzt meist in seinem Lesezimmer und bekommt selten mit, was der Hausmeister so alles richtet. Er weiß oft gar nicht, wie fleißig sein Angestellter ist. Im Gegenteil: Meistens wird der emsige Arbeiter sogar recht stiefmütterlich behandelt. Dabei ist er ein guter Verbündeter des Verstandes. Er will, dass es uns gut geht. Wir alle besitzen so einen inneren Hausmeister, der nur darauf wartet, von uns einen Auftrag zu bekommen.

Der Auftrag, um den es geht, ist natürlich das Ziel, das wir uns setzen, einen authentischen Wunsch Wirklichkeit werden zu lassen.

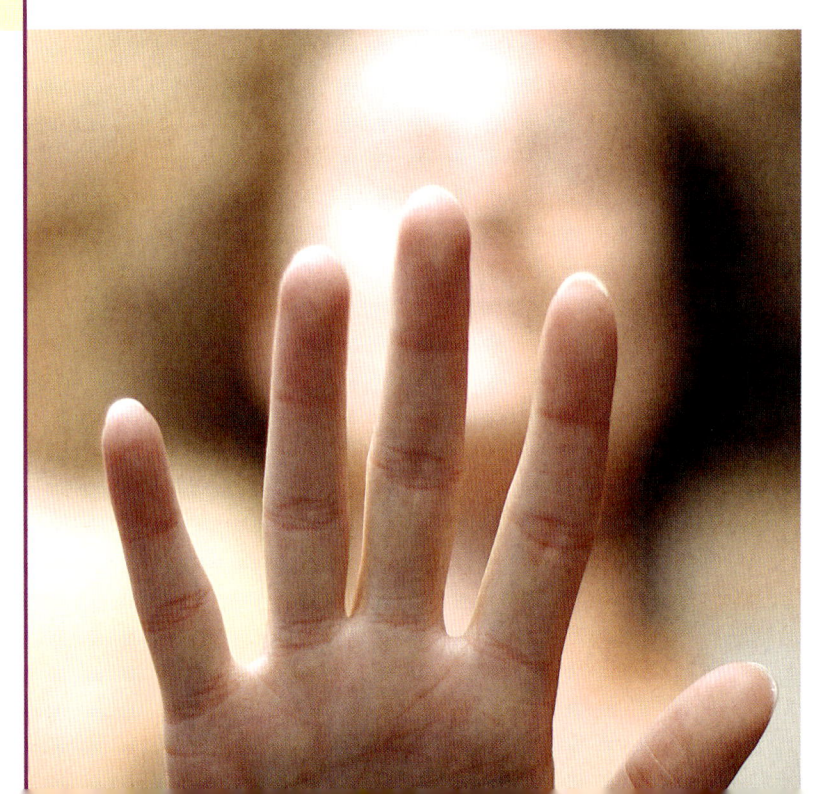

Ein klares »Nein« kann sehr heilsam für die Seele sein.

Vierte Ebene – Wer bin ich?

Ich bin.
Ich bin ein Mensch.
Ich bin ein Mann/eine Frau.
Ich bin.
Ich bin groß, ich bin klein.
Ich bin schwer, ich bin leicht.
Ich bin allein. Ich bin zu zweit.
Ich bin du und du bist ich.
Ich bin die Seele mit Körper,
der Körper mit Seele.
Ich bin.
Ich bin der Mikrokosmos im Makrokosmos.
Ich bin Schwingung.
Ich bin Energie.
Ich bin ein Teil des Universums.
Ich bin wer!
Wer bin ich?

(Martina Seifen-Mahmoud)

> Gestalten Sie Ihr Zuhause so, dass Sie sich darin richtig wohlfühlen. Mit gedämpftem Licht, Schalen mit frischem Obst und leiser Musik zum Entspannen.

Unbekannte Kräfte

Wissen Sie, was los ist? Nein? Das liegt daran, dass wir jetzt die vierte Ebene der Erkenntnis betreten. Eine Ebene, auf der nicht mehr Fragen nach dem »Was, wie und warum tue ich etwas« gestellt werden. Auf der vierten Ebene können wir nämlich nicht mehr erdenken oder erspüren, was los ist. Hier beginnt ein Bereich, zu dem wir bewusst keinen Zugang mehr haben. Es gibt kein Sinnesorgan, das uns die hier wirkenden Kräfte und Veränderungen vermitteln könnte. Während wir die Energien der dritten Ebene noch in Form von Gefühlen (Liebe, Angst, Trauer oder Hass) sehr gut spüren können, erkennen wir die Kräfte der vierten Ebene nur an ihren Auswirkungen, die sie auf uns haben.

Von Kindesbeinen an

Es ist ein Bereich, der den meisten Menschen gar nicht bewusst sein kann. Denn hier geht es um Intuition, Rituale und systemische Kräfte. Nicht ich alleine entscheide, was aus meinem Leben wird, sondern die Kräfte des Lebens wirken an meinem Lebenslauf mit. Zwar wird uns seit unserer jüngsten Kindheit beigebracht, dass »jeder seines eignen Glückes Schmied ist«. Unser ganzes Erziehungssystem – Elternhaus und Schule – ist darauf ausgerichtet, dass wir etwas aus unserem Leben machen, unsere eigene Persönlichkeit entwickeln sollen.

> Mit der Frage: »Was sind meine Ziele im Leben?«, vergessen wir oft, dass das Leben ebenfalls Ziele für uns vorgegeben hat.

Nicht alle Pläne realisieren wir

Doch dann kann das Leben uns plötzlich eine Richtung vorgeben, die wir gar nicht beabsichtigt hatten. Denn bei all unserem Planen lassen wir oft völlig außer Acht, dass auch das Leben etwas mit uns vorhat! Manche Menschen sind sich dieser Tatsache bewusst, etwa wenn es darum geht, den Bauernhof oder die Autofirma des Vaters zu übernehmen, obwohl sie lieber Lehrer, Architekt oder Künstler geworden wären. Sie fügen sich in ihr Schicksal, und manchmal sagen sie: »Der liebe Gott hat mich auf diesen Platz gesetzt. Ich muss und ich werde diese Aufgabe übernehmen.«

Frage nach dem Sinn des Lebens

Die vierte Ebene ist die Ebene, die uns unseren Lebenssinn vorgibt. Hier geht es um die Fragen: »Wer bin ich?«, und: »Was ist mein Bei-

DER ALLGEMEINHEIT
DIENEN

Über die Hindernisse des Lebens

Zu diesem Thema sagte der bekannte Philosoph und gebürtige Bulgare Omraam Mikhael Aivanhov (1900–1986) einmal in einem Vortrag: »Wenn ihr vor bestimmten Anstrengungen, bestimmten Arbeiten flieht, die das Leben euch auferlegt, werdet ihr euch niemals entwickeln. Manche finden, dass das Leben in ihrer Familie oder ihrer Arbeit schwierig wird und sie verlassen sie ... Andere fliehen vor allen Verantwortungen ... Ja, aber gerade Fliehen ist nicht empfehlenswert. Es gibt Gründe dafür, wenn euch das Schicksal in bestimmte Bedingungen gestellt hat. Um vor den Hindernissen und Schwierigkeiten des Alltags bestehen zu können, muss man sich stärken. Die Sportler, die sich trainieren, um Müdigkeit, Kälte oder Hitze zu ertragen, sind gute Beispiele. Auch die Segler, die sich mit dem Ozean messen, und dabei der Witterung und den größten Gefahren trotzen. Macht es auf der psychischen Ebene wie sie, übt euch, um standzuhalten. Wenn natürlich ein Moment kommt, wo ihr seht, dass ihr die Situation nicht mehr ertragen könnt, rettet euch. Kehrt jedoch so bald wie möglich wieder zurück, um euch zu stellen, bis ihr wirklich solide und stark geworden seid!«

> Innere Stärke lässt uns mache Hürde im Leben nehmen, die zuerst unüberwindbar aussah.

trag, den ich der Gesellschaft, der Menschheit geben kann, was ist Aufgabe und Mission in meinem Leben?« Jeder Mensch ist etwas Einmaliges, hat seine individuellen Gaben. Auf dieser vierten Ebene geht es darum, diese Gaben nicht nur für sich selbst, sondern nutzbringend zum Wohle der Gesellschaft einzubringen. Wie ein Puzzleteilchen, das für das Fertigstellen eines noch so großen Gesamtbildes unerlässlich ist. Jeder Einzelne der fast 7-Milliarden-Gesamtbevölkerung hat seinen Platz, seine Aufgabe auf dieser Erde. Diejenigen, die

SICH SELBST BESSER KENNEN LERNEN

ihren Platz gefunden haben, können sich glücklich schätzen und sind es in der Regel auch. Die anderen, die weder wissen, wer sie sind, noch wohin sie ihr Weg führen soll, irren nicht selten bis an ihr Lebensende umher und finden ihren Platz im großen Puzzle des Lebens nicht. Eine gruselige Vorstellung, die Sie, liebe Metabolic-Balance-Leserin, lieber Metabolic-Balance-Leser, nicht teilen sollen.

Von der Handlungsfreiheit des Menschen

»Das menschliche Leben ist vergleichbar mit dem Dasein eines Hundes, der an einer mehr oder weniger langen Leine an einen Ochsenkarren angebunden ist.«

(Lucius Annaeus Seneca, röm. Philosoph, Dramatiker und Staatsmann)

Hören Sie in sich hinein, um zu erspüren, was Sie aus Ihrem Leben machen wollen. Nutzen Sie die Chancen, die sich Ihnen bieten.

… Und vorne gehen zwei Ochsen ganz beharrlich ihren Weg. Der Hund läuft hintendran. Er kann sich entscheiden, auf den Ochsenkarren aufzuspringen – dann hätte er ein behagliches Leben. Oder er kann sich entscheiden, neben dem Wagen herzulaufen und rechts und links ein wenig vom Lebensweg abzuweichen. Nur eines darf er nicht machen. Er darf nicht in die entgegengesetzte Richtung laufen, denn die beiden Ochsen sind einfach stärker als er … Der Ochsenkarren steht stellvertretend für den Lauf unseres Lebens, für die Aufgaben, die das Leben an uns stellt. Ich habe eine kleine Freiheit, mich ein wenig nach rechts oder nach links zu bewegen. Das angenehmste, am meisten erfüllte und schönste Leben aber hat der, dessen persönlicher Weg sich mit dem für ihn vorgesehenen Lebensweg deckt. Es gibt Menschen, denen gelingt einfach alles. Sie haben erkannt, wohin ihr Ochsenkarren geht, und diesen Weg zu ihrem eigenen gemacht.

Übung: Wer bin ich?

Schreiben Sie doch einmal Ihren Lebenslauf – nicht weil Sie sich bewerben wollen, sondern nur für sich selbst, ganz geheim. Sie können den Lebenslauf in ganzen Sätzen, in Stichworten, mit der Hand oder auf dem Computer schreiben. Wie Sie das machen, spielt keine Rolle. Wichtig ist nur, dass Sie absolut chronologisch vorgehen. Lassen Sie nichts Wichtiges aus! Auch scheinbare Banalitäten können Sie aufschreiben. Nehmen Sie sich viel Zeit für Ihren persönlichen Lebenslauf. Sie werden staunen, welch interessante Fakten und Ereignisse auf diese Weise ans Licht befördert werden. Plötzlich erkennen Sie, warum Sie bestimmte Erfahrungen machen mussten, und wie diese sich in Ihren Gesamtlebensplan einfügen. Auch die Antworten auf die Fragen: »Wo liegen meine Stärken, wo meine Schwächen?« können Sie als Resümee unter den Lebenslauf schreiben. Auf diese Weise lassen sich die eigentlich nicht greifbaren Kräfte dieser vierten Ebene bewusst machen.

> Wenn Sie Ihren Lebenslauf geschrieben haben, überlegen Sie mal, was Sie in fünf oder in zehn Jahren erreicht haben wollen.

Die Kraft der Intuition

Intuition heißt das Zauberwort, das auf der vierten Ebene wirksam wird. Sie erinnern sich: Auf der dritten Ebene entscheide ich mich auf Grund eines Gefühls. Auf der vierten Ebene entscheide ich mich aus dem Bauch heraus, ohne genau zu wissen, warum. Intuition ist die Fähigkeit, Einsichten in Sachverhalte und Sichtweisen wie auch Entscheidungen durch spontane Eingebungen zu erlangen. Intuition wird nicht durch langes Nachdenken gewonnen, sondern passiert immer in der Gegenwart. Sie ist in uns. Jeder kann diese Quelle der inneren Weisheit anzapfen. »Wer fragt, dem wird geantwortet werden«, heißt es schon in der Bibel. Doch wo kommt die Intuition her? Unser Bewusstsein kann nicht alle Informationen verarbeiten, mit denen es ständig überflutet wird. Deshalb zentriert sich unser

Gehirn auf das unmittelbar Wesentliche. Alle zurzeit nicht gefragten Umweltreize und Informationen werden ausgeblendet – und landen im Unterbewusstsein. Dort werden sie verarbeitet, ausgewertet, sortiert und gefiltert. Ins Bewusstsein werden sie meist nur dann befördert, wenn sie plötzlich dringlich werden, z. B., wenn unsere Heizung defekt ist und dringend Abhilfe gefragt ist. Man kann sich das so vorstellen, dass wir auf unserer Festplatte über einen riesigen Informationsspeicher tausender und abertausender kleiner Details verfügen. Und wir können auf diese Details zurückgreifen, wenn wir sie brauchen. Dieser unbewusste Informationsspeicher spielt eine wichtige Rolle bei der intuitiven Wahrnehmung.

Aus dem Bauch heraus

> Auch wenn wir nicht immer alles ändern können, im Herzen sollten wir uns aber treu bleiben und Kraft daraus schöpfen.

»Der Zufall trifft nur einen vorbereiteten Geist«, sagte Louis Pasteur. Jeder kennt bestimmt von sich selbst Entscheidungen, wo er spontan wusste, welche für ihn die richtige war. Sympathie und Antipathie beim ersten Kontakt mit einem fremden Menschen gehören beispielsweise in diesen Bereich. Und ohne es zu wissen, entscheiden wir uns oft intuitiv richtig. Dies bestätigen auch neuere Forschungsergebnisse: Die Mehrzahl der Menschen geben bei wichtigen Entscheidungen der Intuition den Vorrang über den Verstand. Doch keine Sorge, wenn Sie zu den Menschen gehören, die sich eher vom Verstand leiten lassen. Denn es gibt Situationen, die ein Eingreifen des Verstandes absolut notwendig machen. So ist es etwa angebracht, vor einer roten Ampel stehen zu bleiben, anstatt aus der Intuition heraus – weil Sie spüren!, dass kein Auto kommt – weiterzufahren. Alle vier Bereiche wollen in entsprechenden Situationen berücksichtigt sein! Von der ersten Ebene – Reiz/Reaktion – lasse ich mir gerne helfen, etwa wenn der Finger die Herdplatte berührt, der dann automatisch zurückgezogen wird. Wenn ich da auf die Entscheidung des

Verstandes, der Gefühle oder der Intuition warte, riecht es schnell nach Gebratenem. Keine der Entscheidungen, die auf der jeweiligen Ebene gefällt werden, ist besser oder schlechter, ich bin froh, wenn ich über die Möglichkeiten aller Ebenen verfügen kann.

Übung: Intuition lässt sich schulen

Stellen Sie sich für den Zeitraum von ein oder zwei Wochen täglich eine Rateaufgabe, die Sie intuitiv erfüllen müssen. Das kann dann so aussehen:

- Welchen Parkplatz bekomme ich heute Abend vor meiner Wohnung: direkt vor der Haustür oder gegenüber?
- Welche Post wird heute für mich im Briefkasten sein?
- Das Telefon klingelt: Wer wird dran sein?
- Wer im Restaurant wird als Nächstes nach dem Kellner rufen?
- Was gibt es zum Abendessen, wenn ich heute heimkomme?

Tatsächlich ist es so, dass dieses Ratespiel nach einiger Zeit recht gut funktioniert. Sie erfassen intuitiv, wer jetzt gerade das Telefon läuten lässt oder welche Post im Briefkasten liegt. Wer sich auf die Intuition einstellt, wird eine Menge intuitiver Erfahrungen machen dürfen. Plötzlich lesen Sie in der Tageszeitung genau die Antwort zu der Frage, die Sie schon seit Tagen beschäftigt. Oder Sie gehen zu einem Vortrag und lernen dort genau den Menschen kennen, der für Ihr berufliches Weiterkommen wichtig ist. Das darf man sich allerdings nicht bewusst vornehmen, denn intuitive Prozesse laufen auf der Ebene des Unbewussten ab.

> Je weiter wir unsere geistigen Antennen ausrichten, desto mehr Wissen können wir erwerben. Später profitieren wir dann davon.

Es denkt eine tiefere Ebene

Nicht der Verstand arbeitet, sondern wir lassen sozusagen auf einer tiefen Ebene denken. In dem Klassiker »Die Macht des Unterbewusstseins« sagt Dr. Joseph Murphy: »Tatsächlich ist es so, dass wir vorwiegend durch die Muster und Prägungen des Unterbewusstseins gedacht werden. Diese Prägungen sind, was wir in unserem Innersten denken und wie wir reagieren. Es ist die Ebene, die ausmacht, was und wer wir sind, wie unser Leben ist.« Es ist die Ebene der archetypischen Muster und Symbole, wie sie auch von dem Schweizer Mediziner und Psychologen C. G. Jung beschrieben wird. Denn auf tiefster Ebene arbeitet unser Gehirn mit einfachen Bildern oder Symbolen.

Die Kraft der Rituale

Diese vierte Ebene ist auch die Ebene der Muster und Rituale. Rituale gibt es in allen Zeiten und allen Kulturen. Wir brauchen zeitlich gar nicht bis zur Friedenspfeife der Indianer Nordamerikas zu blicken – denn auch hier steckt unser Alltag voller Rituale, auch wenn uns das gar nicht so bewusst ist: Denken wir nur an Taufe oder ersten Schultag, Hochzeit oder Trauerfeier, Begrüßungszeremonien (Händeschütteln) oder Tisch- und Segenssprüche. Ohne diese nach vorgegebenen Regeln ablaufenden Handlungen wäre gar kein gesellschaftliches Zusammenleben möglich, sagen Anthropologen. In der Tat besitzen Rituale einen sehr starken Symbolgehalt und brennen sich tief in unsere Seelen und unseren Alltag ein. Wir denken nicht darüber nach, wenn wir jeden Mittag punkt zwölf essen oder am Nachmittag eine Tasse Kaffee oder Tee trinken. Nicht das Hungergefühl, das auf der zweiten und dritten Ebene entsteht, treibt uns dann zu Tisch, sondern der Uhrzeiger. Wir gehen am Sonntagvormittag nicht um 9:30 in die Kirche weil es wieder Zeit für eine Beichte, also ein inneres Bedürfnis ist, sondern weil es zu einer Gewohnheit geworden ist. Ganz wichtig sind Rituale auch für Kinder. So schmeckt das Mittagessen nochmal so gut, wenn sich vorher alle an den Händen gefasst haben und im Chor dröhnen: »Piep, piep, piep, wir haben uns alle lieb. Guten Appetit!« Auch das abendliche Zubettgehen funktioniert

---

Ein Symbol ist ein Sinnbild, das uns mit seiner verbindenden Kraft (Symbolon, griech. = Verbindung) helfen kann, zwischen dem Formgebenden (Materie) und dem Feinstofflichen (Bewusstsein) zu vermitteln.

für viele Kinder erst dann, wenn Mama zuvor etwas vorgelesen oder vorgesungen hat. Selbst im Badezimmer sind Rituale allgegenwärtig. Wir müssen uns nicht täglich neu entscheiden, die Zähne zu putzen. Wir tun es ganz automatisch, ohne darüber nachzudenken. Es ist eine eingebrannte Verhaltensweise, die wir nicht nur des besseren Mundgefühls wegen tun. Sondern es ist auch ein Reinigungsritual, wie man es aus vielen Kulturen im religiösen Bereich kennt, so etwa die Waschungen im Islam, bevor man sein Gebet zu Gott spricht.

Ihre Bedeutung für den Alltag

Rituale haben also viele Bedeutungen. Sie vermitteln ein Gefühl der Geborgenheit (Tischsprüche und Einschlafrituale), sie sorgen für Sicherheit, Wohlgefühl (die Tasse Tee am Nachmittag) und Reinheit (Zähneputzen und religiöse Waschungen). Besonders aber dienen sie dem Zusammenhalt der Gemeinschaft. So ist die Hochzeitsfeier ein Symbol dafür, sich mit dem Brautpaar zu freuen. Die Trauerfeier tröstet die Hinterbliebenen meist mit einem schönen Essen und Gesprächen über den Verstorbenen. Und die Einstandsfeier des neuen Mitarbeiters bedeutet: Danke, dass ich dazugehören darf. Der Vorteil der Rituale ist, dass ich mich nicht in den jeweiligen Situationen immer wieder neu entscheiden muss, sondern diese Entscheidungen ganz automatisch ablaufen. Vor allem übergewichtige Menschen neigen dazu, diese in vielen Situationen notwendigen Entscheidungen aus Gewohnheit, also im Sinne eines Rituals, zu treffen.

> Sich Gedanken über sich und andere zu machen, kann uns im Umgang mit unseren Mitmenschen helfen.

Gefangen in dem Netz der Gewohnheiten

Soweit, so gut. Natürlich gibt es auch Rituale mit weniger positiven Auswirkungen. Etwa die Zigarette in der Mittagspause, die man mit anderen Zigarettenrauchern teilt und die man sich nicht nehmen lässt, weil das Rauchen im Betrieb verboten ist. Oder das Stück Schokoladentorte am Nachmittag, das zwar nicht gut für die Figur ist, aber einen doch mit Wohlbehagen erfüllt und einen kurzzeitigen Energiekick verspricht. Oder das abendliche Chipsknabbern vor dem Fernsehgerät. Gewohnheiten, von denen man sich nur schwer trennen mag – weil sie über die Jahre zum Ritual geworden sind.

Fazit

Daraus können wir den Schluss ziehen: Rituale sind deshalb so machtvoll, weil sie sich geschickt und unbemerkt in unser Leben fügen und es dann bestimmen. Die Gefühle, die auf der dritten Ebene unser Leben bestimmen, können wir in unserem Körper spüren. Gewohnheiten pflege ich nicht aus einem augenblicklichen Gefühl oder Bedürfnis heraus, sondern weil ich es schon immer so gemacht habe, oder weil es die Menschen meiner Umgebung genauso tun. Dagegen ist, wenn es sich um Gesundheit oder um gesellschaftlich förderliche Aspekte handelt, nichts einzuwenden. Unangenehm wird es, wenn Rituale unserer Gesundheit schaden. In diesem Fall hilft nur: Ein Bewusstsein für jene Rituale entwickeln, die zu einer schlechten Angewohnheit avanciert sind. Das Ritual an sich lässt sich meist schwer ändern. Was man indes ändern kann, sind die Inhalte der Rituale. So kann man zunächst beginnen, statt der üppigen Sahnetorte ein frisches, saftiges Stück Obst zu essen oder anstelle der allabendlichen Kartoffelchips knackige Möhren und zarten Kohlrabi zu knabbern. Bewusst eingesetzt, sind Rituale ein machtvolles Instrument, um Probleme auf dieser vierten Ebene zu klären oder zu heilen.

> Rituale wie Gebete oder gesungene heilige Silben und Laute (Mantren) helfen bei Problemen auf der vierten Ebene.

Die systemischen Kräfte

Neben der Intuition und den Ritualen sind es vor allem die systemischen Kräfte, die auf dieser vierten Ebene eine Rolle spielen. Diese Kräfte haben nichts mehr mit meiner Person zu tun, sondern sind auf

Zur selben Stunde

»Es wäre besser gewesen, du wärst zur selben Stunde wiedergekommen«, sagte der Fuchs. »Wenn du z. B. um vier Uhr nachmittags kommst, kann ich um drei Uhr anfangen, glücklich zu sein. Je mehr die Zeit vergeht, umso glücklicher werde ich mich fühlen. Um vier Uhr werde ich mich schon aufregen und beunruhigen; ich werde erfahren, wie teuer das Glück ist. Wenn du aber irgendwann kommst, kann ich nie wissen, wann mein Herz da sein soll ... Es muss feste Bräuche geben.«

Der kleine Prinz (Saint-Exupéry)

das Überleben der Familie, der Gemeinschaft gerichtet. Hier kommt das zum Tragen, was zuvor angesprochen wurde: Eine größere Kraft nimmt mich in die Pflicht. Ich werde nicht nach meinem Willen gefragt, sondern in eine bestimmte Aufgabe gesetzt.

Beispiel: Steinmetze im Mittelalter

Was damit gemeint ist, soll die nun folgende Geschichte verdeutlichen: Vier Steinmetze aus dem Mittelalter bearbeiten für einen Kirchenbau haargenau die gleichen Steine. Auf die Frage, was er denn da mache, antwortet der Erste: »Ich haue eine Furche in den Stein.« Der Zweite: »Ich mache den Sims für ein Fenster.« Der Dritte: »Ich baue ein Fenster.« Der Vierte sagt schließlich: »Ich baue die neue Kathedrale!« Da stellt sich die Frage: Wer von den vier Steinmetzen hat wohl die stärkste Begeisterung für seine Aufgabe? Die Antwort liegt auf der Hand: Der vierte, der seine Energie und Kraft in den Kirchenbau steckt, ist von dem Gefühl geprägt, etwas ganz Großes zu vollbringen.

> Viele Rituale drehen sich um das Thema Essen. Auch für einen neuen Mitarbeiter in einer Firma ist es selbstverständlich, dass er zu einer Einstandsfeier, einem Umtrunk oder Ähnlichem einlädt.

Die Sehnsucht nach dem Meer

»Wenn du ein Schiff bauen willst, so trommle nicht Menschen zusammen, um Holz zu beschaffen, Werkzeuge vorzubereiten, Aufgaben zu vergeben und die Arbeit einzuteilen, sondern lehre die Menschen die Sehnsucht nach dem weiten, endlosen Meer.«

Der kleine Prinz (Saint-Exupéry)

> Auch Zeremonien wie Räucherungen oder Feuerrituale können heilbringend und bewusstseinsfördernd eingebracht werden.

»Der kleine Prinz« als Beispiel

Die oben beschriebene Sehnsucht ist eine Kraft, die, einmal entfacht, unseren Entscheidungen und Handlungen eine Richtung vorgibt. Solche Kräfte wirken sich auch auf Familien- oder Firmenstrukturen aus, in die wir alle eingebunden sind. Und jedes dieser Sozialgefüge ist auf ein Lebensgesetz ausgerichtet, das da lautet: »Jeder, der dazugehört, hat das gleiche Recht auf Zugehörigkeit; wenn alle da sind und gesehen werden, fühlen sie sich vollkommen und frei!« Da dies aber oft nicht der Fall ist, kommt es zu Verstrickungen, Konflikten, Fehlverhalten und Krankheiten, die – da sie auf der vierten Ebene stattfinden – den Betreffenden nicht bewusst sind. Stattdessen kann es im Verhalten unbewusst zu drei Formen des Ausgleichs kommen:

- **Nachfolge:** »Ich folge dir nach!«
- **Übernahme:** »Lieber ich als du!«
- **Identifikation:** »Ich bin wie du!«

Die drei Formen des Ausgleichs

Diese Formen des Ausgleichs können teilweise recht problematisch sein und zu schweren Lebenskrisen und sogar bis hin zum Tod führen, wenn sie nicht erkannt werden und sich lösen lassen.

Nachfolge: »Ich folge dir nach!«

Im ersten Fall kann dies beispielsweise bedeuten, dass ein Kind, dessen Mutter früh verstorben ist, dieser unbewusst nachfolgen will, um bei ihr zu sein. Das kann sich durch eine schwere Krankheit bis hin zum Tod ausdrücken.

Übernahme: »Lieber ich als du!«

Im zweiten Fall geht die Dynamik eine Generation weiter. Das Kind spürt, dass die Mutter der Großmutter folgen und somit gehen will und übernimmt an Stelle der Mutter deren Schicksal. Es wird schwer krank, hat vielleicht Selbstmordabsichten in der Hoffnung, der Mutter etwas abnehmen zu können. Aber weder die Nachfolge noch die Übernahme bringen eine Lösung. Nur das Anerkennen dessen, was ist, und das Annehmen des Schicksals kann eine Veränderung der Verstrickung bringen.

Identifikation: »Ich bin wie du!«

Auch die unbewussten Prozesse der Identifikation »Ich bin wie du!«, laufen nach ähnlichem Muster ab. Hier ein Beispiel: Die heute 54-jährige Marianne S. hat seit ihrer Kindheit ein Gewichtsproblem. Ihre Eltern sind schlank, Geschwister hat sie keine. Seit Jahren versucht sie vergeblich, ihre überschüssigen Pfunde mit Diäten los zu werden. Auch mit Metabolic Balance hat sie langfristig keinen Erfolg. Bei einer systemischen Therapie zeigt sich, dass der Stellvertreter ihres Vaters eine stärkere Energie für einen leeren Platz verspürt als zu seiner Tochter. Die Stellvertreterin der Tochter spürt zur Mutter Eiseskälte, zum Vater sehr viel Liebe. Schnell stellt sich heraus, dass der Vater vor der Ehe mit der Mutter schon einmal verheiratet war und diese erste Frau nie erwähnt hatte. Tatsächlich hat Marianne S. noch nie ein wirklich gutes Verhältnis zu ihrer leiblichen Mutter gehabt.

> Oft liegen die Ursachen für unser bewusstes und unbewusstes Verhalten in unserer Familie. Die Konflikte können bis in viele Generationen zurückgehen.

Was der Vater verschwiegen hatte

Wie der Zufall es will, hatte sie zwei Wochen vorher auf einem Ärztekongress einen Mann kennen gelernt, der denselben sehr seltenen Nachnamen trägt wie sie. Es stellt sich heraus, dass dieser Mann der Sohn ihres Vaters aus erster Ehe ist. Bis zu diesem Zeitpunkt wusste Marianne S. nichts von der Existenz dieser ersten Frau. Ihr Vater hatte ihr nie erzählt, dass er schon einmal verheiratet war. Nach einem sehr angenehmen Gespräch mit dem Stiefbruder stellte sich zu ihrer großen Überraschung schnell heraus, dass sie nicht nur die gleiche Leibesfülle wie die erste Frau des Vaters hatte. Nein, sie trug auch eine ähnliche Garderobe, steckte ihre Haare in ähnlicher Weise hoch, hatte die gleichen Hobbys, liebte die gleiche Musik und wählte sogar die gleichen Urlaubsorte aus! Marianne S. hatte sich, ohne es zu wissen, mit der ersten Frau ihres Vaters identifiziert.

Wie kann so etwas passieren?

Auch die erste Frau gehört durch das »Bindeglied Vater« zum Familiensystem. Doch der Vater hat diese Tatsache völlig ignoriert, indem er nichts davon erzählt hat. Das Leben hatte ihr die Rolle der ersten Frau zugedacht, damit sie gesehen wird und sie hat sich 54 Jahre gegenüber ihrer leiblichen Mutter immer wie eine Rivalin verhalten. Nach dieser Klärung war es für Marianne S. leicht, rasch ihr Idealgewicht zu erreichen. Vor allem aber konnte sie der Mutter gegenüber jetzt endlich Tochter sein und nicht mehr Rivalin.

Natürliche Ordnung innerhalb der Familie

So unterschiedlich diese drei Formen des Ausgleichs auf den ersten Blick scheinen mögen, so haben sie doch alle eines gemeinsam: Jedes Mal bemüht sich ein Familienmitglied, die natürliche Ordnung der Familie, Sippe oder Gemeinschaft – wie immer man es nennen

> Wer an einer Familienaufstellung teilnimmt, sollte wissen, dass dort starke Gefühle zum Ausdruck kommen.

DIE FAMILIE
PRÄGT UNS

will – aufrechtzuerhalten. Dies geschieht nicht bewusst, sondern das Schicksal sucht sich eine Person aus, die diese Aufgabe, ohne gefragt zu werden, erfüllen muss. Alle diese Lösungen geschehen letztendlich aus Liebe z. B. zu den Eltern und führen trotzdem nicht zu einer Lösung, sondern zu Verstrickungen, die sich in einer solchen Aufstellung zeigen und auflösen dürfen. Bert Hellinger (geb. 1925) nennt es die »Ordnungen der Liebe«. Der berühmte Theologe und Familientherapeut entwickelte vor rund 20 Jahren eine Therapie, mit der diese unbewussten Verstrickungen der vierten Ebene zum Vorschein kommen und zu überraschenden und einfachen Lösungen führen: das sogenannte Familienstellen. Mit Hilfe dieser Therapie ist es in den letzten 20 Jahren nicht nur ihm, sondern auch den über 2000 systemisch ausgebildeten Therapeuten, die mittlerweile in Deutschland nach seiner Lehre arbeiten, gelungen, zahlreiche Heilungsprozesse in Gang zu setzen.

Die Familienaufstellungen nach Hellinger sind eine Möglichkeit, sichtbar zu machen, wie wir von unserer Familie in den Dienst genommen werden.

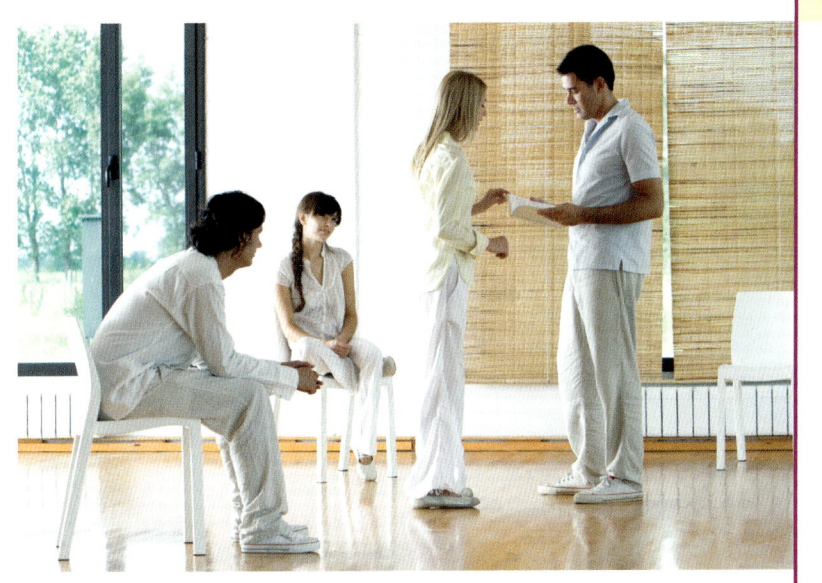

Familienaufstellungen erfolgen mit fremden Menschen, die zunächst nichts über das Geschehen wissen.

Wie funktioniert die Familienaufstellung?

Nach der Methode von Bert Hellinger

Im Rahmen eines Seminars von 10, 15 oder 20 Teilnehmern wird zunächst durch ein Vorgespräch ein wichtiges persönliches Thema eines Teilnehmers angesprochen und herausgearbeitet. Dabei kann es sich um ein Partnerschaftsproblem, ein Problem mit den Kindern oder um ein Gewichtsproblem handeln. Danach sucht sich der Betreffende unter den Seminarteilnehmern Stellvertreter für seine Familie aus – und zwar spontan und ohne groß nachzudenken. Vater, Mutter, Geschwister, die eigenen Kinder, gegebenenfalls auch weitere Verwandte werden im Raum aufgestellt. Dieses erste Bild verrät meist schon sehr viel über die Beziehungen der Familienmitglieder zueinander. Wie stehen die einzelnen Personen zueinander – eng oder weit auseinander? Welchen Blickwinkel haben sie – sind sie abgewandt oder blicken sie auf den Boden? Wer steht bei wem? In welche Richtung schaut der Betreffende, wie sind seine Körperhaltung und sein Körpergefühl?

Nun passiert meist etwas, das für alle Beteiligten immer wieder verblüffend ist: Sobald die Stellvertreter in ihrer Familienaufstellung stehen, übernehmen sie die Gefühle und Handlungsweisen der Personen, die sie darstellen. Das drückt sich auch in der Wortwahl aus, die zum Teil identisch ist mit der der echten Familienmitglieder. Der Familientherapeut spricht in diesem Fall von dem sogenannten »wissenden Feld«. Weil dieses »wissende Feld« naturwissenschaftlich (noch) nicht erklärt werden kann, ist es auch der Dreh- und Angelpunkt, an dem es viel Kritik für das Familienstellen hagelt. Wer jedoch selbst schon einmal ein Problem hat aufstellen lassen – oder als Familienmitglied anderer aufgestellt wurde – der hat sicherlich dankbar die Erfahrung von Heilung oder Lösung von Konflikten gemacht.

Ordnungen der Liebe

Das Ziel der Familienaufstellung ist es, dass jedes Mitglied den Platz im System findet, an dem es sich wohl fühlt. Jetzt kommt es zu dem, was Bert Hellinger die »Ordnungen der Liebe« nennt. Teil dieser Ordnung ist z. B., dass der Erstgeborene seinen Platz vor dem Zweitgeborenen hat. Eltern kommen vor ihren Kindern. Kinder dürfen deswegen klein sein und von den Eltern nehmen. Die Eltern sind die Gebenden ... Das klingt eigentlich einleuchtend. Und doch ist es im wirklichen Leben so, dass die Rollen oft vertauscht sind. Etwa dann, wenn die Eltern durch ein eigenes schweres Schicksal ihrer Aufgabe nicht gewachsen sind. Dann können die Kinder gar nicht anders, als ihren Eltern zu helfen und deren Rolle zu übernehmen. Dies geschieht zum einen aus tiefer Liebe zu den Eltern. Zum anderen, um selbst überlebensfähig zu sein. Dieses Muster bleibt in der Regel ein Leben lang erhalten, wenn es nicht aufgedeckt wird. Die Folgen sind, dass die längst erwachsenen Kinder entweder in einer kindlichen Liebe an den Eltern hängen und dadurch nicht frei sind für ihr eigenes Leben. Oder sie wenden sich irgendwann von ihren Eltern ab – und sind dadurch auf ungute Weise mit ihren Eltern verbunden.

Familienseelen

Ein zweiter wichtiger Punkt sind Familienmitglieder, die ausgeschlossen wurden, beispielsweise, weil sie etwas Schlimmes getan haben, oder weil sie behindert sind und in ein Heim abgeschoben wurden oder weil sie früh gestorben sind. Für eine Familie sind solche Zustände schwer zu ertragen. Deshalb gibt es nach Hellinger so etwas wie eine »Familienseele« die dafür sorgt, dass kein Familienmitglied vergessen oder ausgeschlossen wird. Geschieht dies doch, so tritt ein Nachfolger oft in die Fußstapfen des vergessenen Familienmitglieds und verhält sich nahezu identisch (wie das Gewichtsproblem von Marianne S. gezeigt hat).

Anerkennung und Würdigung

Bei einer Familienaufstellung geht es deshalb auch immer darum, den Punkt zu finden, an dem die Liebe unterbrochen wurde. Auch Lebensübergänge, nicht gelebte Trauer und versäumter Abschied können in einer Familienaufstellung nachgeholt werden. Vor allem aber wird in einer Familienaufstellung deutlich, dass wir beileibe nicht so frei und individuell sind, wie wir das immer glauben. Wir sind tatsächlich sehr stark an unseren Ochsenkarren angebunden. Doch dies hat auch einen heilenden Effekt, denn es macht deutlich, wie wichtig manche Ordnungen und Bindungen sind. Wenn wir anerkennen und würdigen, was ist, setzen sich Entwicklungsprozesse und Selbstheilungskräfte in Gang. Dann werden wir frei für unser eigenes Leben. Und dann können wir endlich auch die Frage beantworten: Wer bin ich überhaupt?

Fünfte Ebene – Wovon bin ich ein Teil?

In welchen Teil des großen Menschenpuzzles gehöre ich? Wovon bin ich ein Teil? Wozu bin ich überhaupt hier? Das sind die Fragen, die sich auf dieser fünften Ebene stellen. Und dies ist natürlich vor allem auch die Frage nach dem Sinn des Lebens. Der Urmensch, unser Neandertaler aus dem ersten Kapitel, plagte sich vermutlich nicht mit solchen Überlegungen. Dafür hatte er keine Zeit. Er war vollauf damit beschäftigt, seine tägliche Existenz zu sichern, zu jagen und zu sammeln. Man muss erst die unteren Ebenen bearbeiten und absichern, um sich schließlich um die fünfte Ebene kümmern zu können, um Religiosität, Glauben, Spiritualität.

> »Ich überließ alles in Gottes Hände, und es ging alles gut!«
> (Carl von Linné)

Die Seele und der Sinn

Und genau an diesem Punkt stehen wir jetzt, an der Spitze der Pyramide der Erkenntnis. Es ist grundsätzlich zu beobachten, dass sich ein neues spirituelles Bewusstsein (lat. Spiritus = Geist, Hauch) in unserer menschlichen Kultur entwickelt. Bert Hellinger hat den Satz geprägt: »Wir haben keine Seele, sondern wir sind in einer Seele.« Es gibt eine riesengroße Menschenseele. Alles ist beseelt, ist Schwingung, ist Energie. Auch sind in unserer Zeit jetzt die Voraussetzungen geschaffen, dass wir uns überhaupt um den Sinn des Lebens kümmern können. Gerade in den westlichen Ländern muss niemand verhungern, auch nicht die Armen. Trotz allen Jammerns über Hartz IV & Co. müssen wir dies doch dankbar anerkennen.

Der Körper braucht gute Lebensmittel

Wie wir im ersten Buchdrittel erfahren haben, belegt auch die moderne Quantenphysik, dass wir nicht nur aus Materie bestehen, sondern gleichermaßen aus Energie. Energie, die sich verändern und bewegen

Alles Leben sei dir heilig

»Sieh' das Leben als Ganzes. Die Welt ist ein Heim. Alle sind Angehörige derselben menschlichen Familie. Niemand ist unabhängig von diesem Ganzen. Wir stürzen uns selbst ins Elend, indem wir uns von anderen trennen. Trennung bedeutet Tod. Pflege kosmische Liebe. Schließe alle ein. Zerstöre alle Hindernisse, die ein menschliches Wesen vom anderen trennen. Schütze das Leben. Schütze die Tiere. Alles Leben sei dir heilig. Dann wird diese Welt ein Himmel des Friedens sein. Lächle mit den Blumen, spiele mit den Schmetterlingen und Vögeln. Sprich mit dem Regenbogen, dem Wind, den Sternen und der Sonne. Schließe Freundschaft mit deinen Nachbarn, mit Hunden, Katzen, Bäumen und Blumen. Dann führst du ein weites, reiches, erfülltes Leben. Du erkennst die totale Einheit des Lebens.«

Swami Sivananda

> Viele Religionen nehmen sich des Themas an, wie wir im Einklang mit unserer Umwelt leben sollen.

kann. Vor diesem Hintergrund wird glaubhaft, was manch spiritueller Meister schon lange behauptet: »Wir sind keine körperlichen Wesen, die eine spirituelle Erfahrung machen. Sondern wir sind spirituelle Wesen, die eine körperliche Erfahrung machen.« Wir brauchen einfach einen Körper, mit dem wir Gefühle wahrnehmen und genießen können. Deshalb ist es besonders wichtig, diesen Körper auch zu hegen und zu pflegen, ihn nicht mit irgendwelcher Chemie vollzustopfen, sondern gute Nahrungsmittel zu verwenden.

Die Seele streicheln

Bei Blockaden und Problemen, die auf dieser fünften Ebene entstehen, kann kein Heilkundiger, kein Arzt, kein Guru helfen. Es geht um die Ebene der Selbstheilung. Was hier zählt, ist die Kommunikation mit dem Leben selbst, mit Gott, mit dem Universum. Die einzigen »Therapien«, die deshalb auf dieser Ebene greifen können, sind Meditationen und Gebete in stiller Einkehr. Wer häufiger betet oder meditiert, weiß, welch heilende Wirkung dies auf Körper und Seele haben kann. Dann nämlich sind Verstand, Triebe, Verhaltensstrategien ausgeschaltet. Und wir sind eins mit dem Kosmos und dem Universum. Und wir erkennen: Das Licht, der Weg zum Ziel, ist in uns selbst.

Selbstheilung durch innere Bilder

Wie tiefgreifend Visualisationsübungen sein können, haben Sie im vorderen Buchteil erfahren. Die Technik der Imagination können Sie auch auf dieser fünften Ebene einsetzen, um die innewohnenden Selbstheilungskräfte z. B. mit Hilfe von »Bildgebeten« zu unterstützen. Siehe dazu das Bildgebet im Kasten.

> Mit diesem Bildgebet von Pater Eusebius Erlenspiehl wird Ihr Leib immer stärker von einer Hülle aus Licht umgeben sein – ein Licht, das aus Gott kommt, Sie heilt und Ihnen Frieden gibt. Behalten Sie während dieses Gebets Gott in Ihrem Herzen, und achten Sie darauf, welche Botschaft er Ihnen mit auf den Weg geben will.

Bildgebet

Schließen Sie die Augen, und suchen Sie die Stille in sich. Atmen Sie dreimal bewusst ein und aus, und fühlen Sie bei jedem Einatmen, wie Gott mit Erkenntnis, Freiheit und Liebe erfüllt, und mit jedem Ausatmen, wie Sie nach und nach von Unruhe, Spannungen und Aggressionen gereinigt werden. Atmen Sie nun ruhig weiter, und stellen Sie sich vor, wie mit jedem Atemzug ein klares, friedliches Licht in Sie einströmt. Beim Ausatmen stellen Sie sich vor, wie dieses Licht Ihren ganzen Körper mühelos durchdringt, dabei alle Zellen Ihres Leibes mit Kraft und Liebe erfüllt und schließlich durch alle Poren wieder herausstrahlt – das Licht ist dabei ungetrübt, alle Spannungen, Aggressionen und Unreinheiten sind durch das Licht verwandelt worden, ohne es zu verunreinigen.

Beachten Sie Ihre Gesundheit

Oder: Fragen Sie doch auch einmal Ihren eigenen inneren Arzt, wenn Sie gesundheitliche Probleme haben. Das geht ganz einfach: Gehen Sie in Meditation und stellen Sie sich Ihren inneren Arzt vor: Wie sieht er aus, ist er jung, alt, groß, klein etc.? Versuchen Sie, jeden Tag auf diese Weise Kontakt zu bekommen und fragen Sie ihn einfach um Rat – so wie Sie es bei einem realen Arzt in Ihrem Leben auch tun. Erwarten Sie nicht ganz konkrete Hinweise (möglicherweise kann dies aber auch der Fall sein!). Sie wissen ja, die Innenwelt, das Unbewusste, drückt sich in der Regel in Symbolsprache aus. Möglicherweise kommt also die Antwort auf Ihre Frage aus einem Traum anhand eines Symbols, das gedeutet oder entschlüsselt werden will. Vielleicht hören Sie die Antwort aber auch in einem Lied aus dem Radio, oder die Vögel trällern sie. In jedem Fall: Seien Sie einfach offen für eine Antwort, egal woher sie kommt, das Leben wird Sie Ihnen geben!

> Ein guter Arzt fragt Sie nach Ihrer Krankengeschichte, bevor er Ihnen einen Rat erteilt.

Beispiel: Um Hilfe bitten

Mitunter kann es hilfreich sein, jemand Vertrauten um Hilfe zu bitten, denn Sie wissen ja: Sie sind nicht allein! Folgende Geschichte verdeutlicht dies: Es ist Herbst. Der Vater und sein zehnjähriger Sohn haben sich vorgenommen, heute die Kartoffelernte einzubringen. Der Vater teilt das Feld und damit die Arbeit auf. Nach zwei Stunden ist er fertig. Er geht zu seinem Sohn, um nachzuschauen, wie weit dieser gekommen ist. Der sitzt völlig verzweifelt zwischen halb gefüllten Kartoffelsäcken. Dicke Schweißperlen stehen ihm auf der Stirn. Er sagt: »Papa, ich schaffe es einfach nicht, die Kartoffeln sind zu schwer!« Darauf der Vater: »Hast du denn auch alles versucht, was möglich war?« Der Sohn, fast wütend: »Natürlich habe ich das, was denkst du denn?« Darauf hin antwortet der Vater milde: »Nein, das hast du nicht. Du hast mich nämlich nicht gebeten, dir zu helfen!«

SICH SELBST BESSER
KENNEN LERNEN

Übergewicht abbauen

Liebe Leserin, lieber Leser: Durch fünf Ebenen haben Sie sich durchgearbeitet. Jetzt stehen Sie an der Spitze: bei sich selbst. Jede Ebene hat ihre eigenen Gesetzmäßigkeiten und Blockaden, die gelöst werden müssen. Die ersten drei Ebenen (Was tue ich?, Wie tue ich es?, Warum tue ich etwas?) gehören zum persönlichen Bereich. Die vierte und die fünfte Ebene (Wer bin ich?, Wovon bin ich ein Teil?) gehören in den überpersönlichen Bereich.

Die Werkzeuge der fünf Ebenen

Handwerker wissen genau: Jede Aufgabenstellung bedarf eines speziellen Präzisionswerkzeuges. Ich kann einen Nagel nicht mit der Schere in die Wand klopfen oder einen verstopften Abfluss mit

> Selbsterkenntnis ist der erste Schritt zur Besserung. Dieser alte Spruch ist nach wie vor aktuell.

> Probleme, die auf einer der oberen Ebenen gelöst werden, bewirken auch immer eine Verbesserung in den unteren Ebenen.

Überpersönlicher Bereich

5 Wovon bin ich ein Teil?
Spiritueller Bereich
Hier geht es um Nächstenliebe und den Glauben.

4 Wer bin ich?
Übergeordnete Kräfte beeinflussen unsere Identität.
Wir verlassen uns auf Intuition und brauchen therapeutische Hilfe, um das Selbstbild zu ändern.

Persönlicher Bereich

3 Warum tue ich etwas?
Wir sind überzeugt und motiviert.
Wir handeln gefühlsbetont.
Neue Glaubenssätze können uns helfen.

2 Wie tue ich es?
Wir handeln unbewusst.
Wir können aber durch überlegtes Handeln unsere Strategien ändern.

1 Was tue ich?
Wir existieren unbewusst.
Wir reagieren auf Reize, können aber die Umgebungsreize ändern.

der Säge reparieren. Und wenn es um die Seelenklempnerei geht, ist das ganz genauso: Je nachdem, auf welcher Ebene sich ein Problem befindet, gibt es einen individuellen Lösungsansatz mit einem Präzisionswerkzeug. In vielen Bereichen können Sie sich selbst helfen. Aber wie im richtigen Leben auch, braucht man manchmal einen gut ausgebildeten Fachmann. Scheuen Sie sich dann nicht, professionelle Hilfe einzuholen. Profis können einem oft schon bei einem einzigen Termin helfen. Das rentiert sich besonders, wenn man an einem Problem vielleicht schon jahrelang selbst herumgedoktort hat – ohne dass sich der gewünschte Erfolg einstellte …

Erste Ebene

Auf der ersten Ebene (Was tue ich?) ging es um die Grundbedürfnisse. Blockaden, die hier entstehen, haben – wenn es ums Abnehmen geht – oft mit den Lebensmitteln selbst zu tun. Das Thema Übergewicht kann gelöst werden, indem man Aromastoffe, Geschmacksverstärker, Fastfood, falsche Fette und Süßigkeiten aus dem Ernährungsplan streicht. Gibt es keine Blockaden aus den anderen Ebenen, dann steht dem lang anhaltenden Erfolg einer Stoffwechselumstellung mit Metabolic Balance überhaupt nichts im Wege.

> Die Grundregeln von Metabolic Balance helfen, die Nahrungsaufnahme wieder in normale Bahnen zu lenken.

Zweite Ebene

Auf der zweiten Ebene (Wie tue ich etwas?) geht es um Strategien. Liegt das Problem Übergewicht auf dieser Ebene, dann hat der Betreffende mit großer Wahrscheinlichkeit eine falsche Strategie und falsche Verhaltensweisen angewendet. Es handelt sich um jemanden, der möglicherweise zum Abnehmen mehr Anleitung benötigt oder auch die Gesellschaft mit Gleichgesinnten braucht, wie dies etwa in betreuten Gruppen bei Metabolic Balance der Fall ist. Denn gerade falsche Gewohnheiten – wie z. B. die, jeden Abend nach 21 Uhr noch ein paar Kekse und Chips zu knabbern – gehören zu den Problemen dieser zweiten Ebene. Werden sie erkannt, kann man sie lösen.

Dritte Ebene

Auf der dritten Ebene (Warum tue ich etwas?) geht es um Glaubenssätze. Sieht jemand Übergewicht als ein Zeichen von Wohlstand, dann wird es ihm schwerfallen abzunehmen. Oder jemand weiß, dass das Dicksein schon immer in der Familie lag – auch bei diesem Glaubenssatz ist es schwierig, die Pfunde purzeln zu lassen. Hier müssen die Glaubenssätze geändert werden, damit das Abnehmen langfristig erfolgreich sein kann und damit der gefürchtete Jo-Jo-Effekt nicht zuschlägt. Durch Bewusstmachung und Arbeit mit den Glaubenssätzen können wir diese von unserer Festplatte löschen und durch positivere, lebensbejahende Sätze ersetzen.

> Schritt für Schritt eine Lösung suchen, um abzunehmen und das erlangte Gewicht zu halten, ist das Anliegen des Metabolic-Balance-Mentaltrainings.

Vierte Ebene

Auf der vierten Ebene (Wer bin ich?), der ersten Stufe des überpersönlichen Bereichs, entstehen Blockaden, die uns nicht mehr bewusst sind, auch unsere Sinne können uns auf dieser subtilen Ebene nicht mehr weiterhelfen. Hier kann ein Therapeut unterstützen. Z.B. kann es hier durch Familienaufstellungen gelingen, dem Problem Übergewicht auf die Spur zu kommen.

Fünfte Ebene

Auf der fünften Ebene aber (Wovon bin ich ein Teil?) kann kein Heilkundiger mehr helfen. Das mache ich mit mir selbst und dem Universum aus. Das Problem Übergewicht kommt in der Regel aber nicht aus dieser Ebene, kann aber dennoch von hier aus erfolgreich gelöst werden: Gebet und Meditation helfen auch hier beim Lösen von Problemen. Hier geht es darum, mit sich allein zu sein, sich die Zeit und den Raum zu verschaffen, die nötig sind, um zur eigenen Essenz zu kommen. Gelingt dies, dann ist Heilung auf allen Ebenen möglich. Denn alle Probleme und Blockaden können immer von oben nach unten gelöst werden – nicht aber in der umgekehrten Reihenfolge. Das bedeutet: Ich kann etwa durch das Weglassen eines für mich unverträglichen Nahrungsmittels (erste Ebene) nicht mein Problem der falschen Glaubenssätze (dritte Ebene) »Übergewicht ist ein Zeichen von Wohlstand« lösen.

Ausblick in die Zukunft

Ich möchte Ihnen noch gerne ein paar Tipps mit auf den Weg geben, wie es gelingen kann, ganzheitlich für Heilung zu sorgen:

- Widmen Sie sich den unteren drei Ebenen, so oft und so viel Sie können: Achten Sie auf gesunde Ernährung und auf ausreichenden Schlaf. Machen Sie ein wenig Sport oder gehen Sie regelmäßig einmal täglich spazieren. Geben Sie Ihrem Körper die Vitamine und Mineralstoffe, die wichtig für ihn sind. Und gönnen Sie sich hin und wieder einen Energiekick, etwa durch eine schöne Massage oder ein wohltuendes Bad mit ätherischen Ölen.
- Bringen Sie bei allem, was Sie tun, ganz viel Liebe mit. Das gilt besonders für Sie selbst und für die Beziehung zu Ihrer Familie. Versuchen Sie aufzudecken, was verdeckt ist (etwa durch Familienstellen), und begegnen Sie Ihren Mitmenschen, Tieren und der Natur mit Achtsamkeit. Denn, was Sie den anderen tun, tun Sie sich selbst. Vergessen Sie nie: Sie sind ein Teil des Universums.
- Lassen Sie sich nicht ablenken von den vielen Ratschlägen, die man Ihnen mit auf den Weg geben will. Bleiben Sie bei sich und nehmen Sie sich täglich Zeit für eine Meditation oder ein Gebet.
- Folgen Sie dem Ruf Ihres Herzens.

> Glauben Sie an sich und vertrauen Sie auf sich. Der Weg ist auch für Sie machbar.

Eiweiß, Kohlenhydrate, Fette, Vitamine und Mineralstoffe für einen gesunden Stoffwechsel.

Die Bausteine unserer Nahrung

Lebenswichtige Fitmacher für den Alltag, kurz vorgestellt

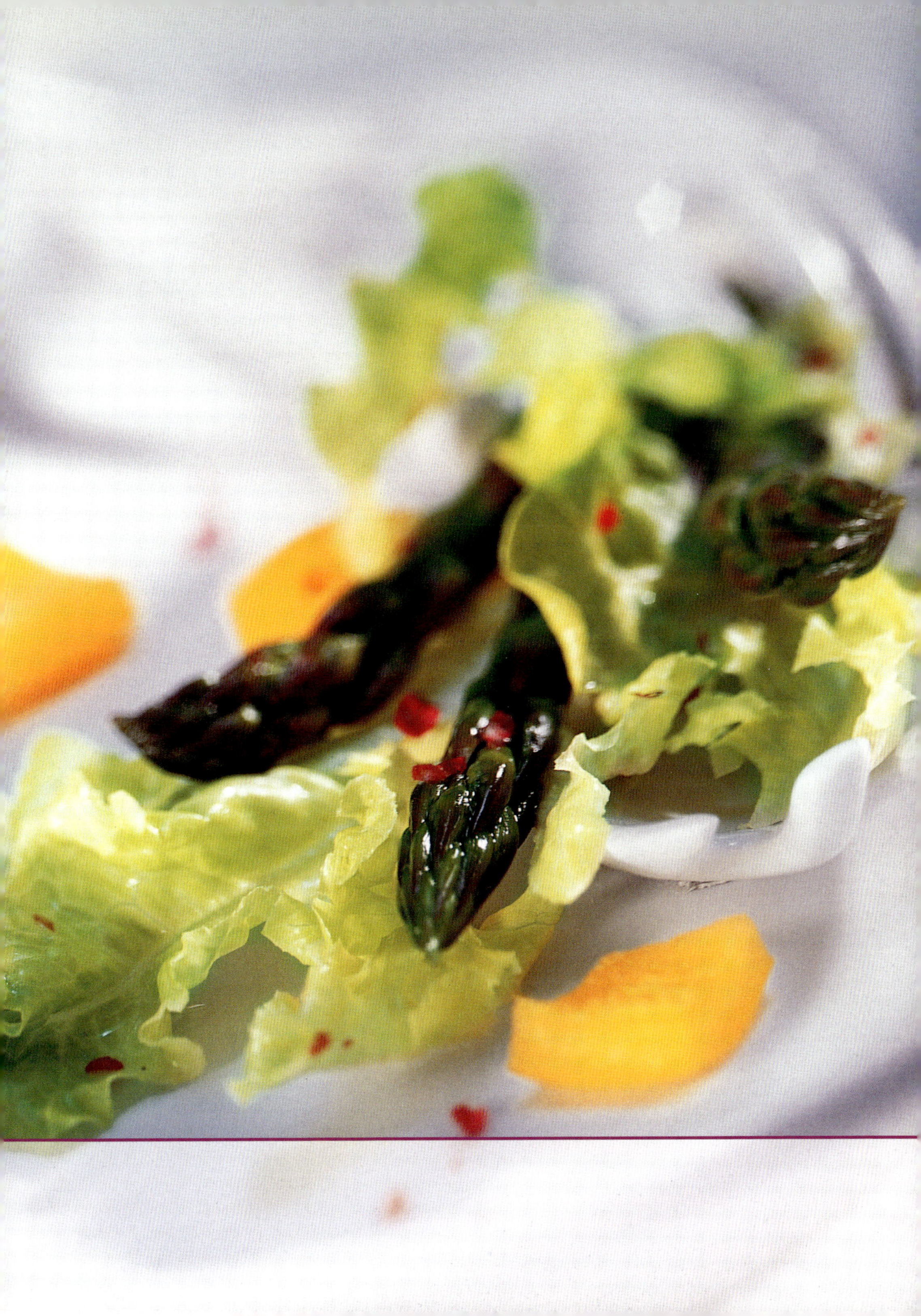

Die Hauptnährstoffe

Neben dem eigentlichen Mentaltraining ist es wichtig, dass Sie, liebe Leserin, lieber Leser, einen Überblick gewinnen, welche Nährstoffe unser Körper (auch bei einer Diät) braucht. Denn vor dem Erfolg hat der liebe Gott bekanntlich den Schweiß gesetzt. Das heißt, auch die Bewusstwerdung über die lebenswichtigen Vitalstoffe gehört zu unserem Programm dazu. Denn dann verstehen Sie, wie Ihr Körper funktioniert und was er braucht, um rundum fit zu sein.

Richtig essen will gelernt sein

Wenn unser Magen knurrt, dann bedeutet das »Ich habe Hunger!«. Unser Körper signalisiert uns damit, dass es mal wieder an der Zeit ist, uns mit wichtigen Nährstoffen zu versorgen. Denn die Aufnahme der Nahrung dient einem doppelten Zweck: dem Erhalt der Körpersubstanz und der Energiegewinnung. Um zu wachsen, sich zu bewegen und denken zu können, ist die tägliche Zufuhr von Eiweiß, Kohlenhydraten, Fetten, Vitaminen, Mineralstoffen und Spurenelementen wichtig. Tun wir das nicht, weil wir z. B. gerade eine von zahlreichen Radikaldiäten machen, so fühlen wir uns schlapp, müde, können uns nicht konzentrieren und haben wenig Lust am aktiven Leben teilzunehmen. Auch der Blutkreislauf, die Atmung und das Funktionieren unserer Sinnesorgane (Augen, Ohren, Mund, Nase und Haut) sind von einer ausgewogenen Ernährung abhängig.

Metabolic Balance verzichtet auf jede Art von Nahrungsergänzungsmitteln, Konservierungsstoffen, Geschmacksverstärkern und alle Art von Designer-Food.

Nahrungsbausteine, die uns Energie geben

Die energieliefernden Nährstoffe, die der Körper braucht, sind Eiweiß, Fett und Kohlenhydrate. Die bei der Verbrennung dieser Nährstoffe entstehende Energie misst man in Kilokalorien bzw. in Joule. So gewinnt unser Körper bei der Verbrennung von einem Gramm Eiweiß

KLEINE ERNÄHRUNGSLEHRE

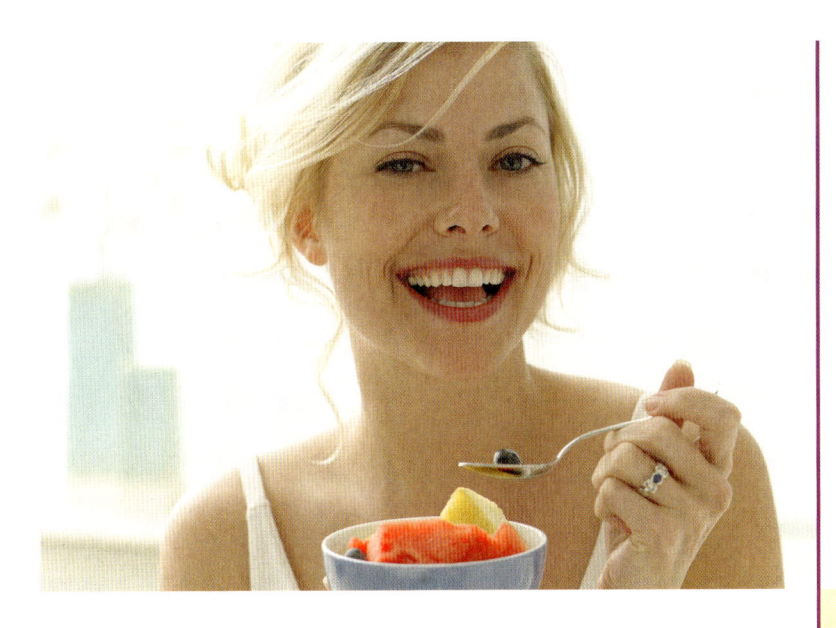

Ausgewogen und nährstoffreich ist die Kost nach der Metabolic-Balance-Methode. Es kommen nur natürliche Lebensmittel zum Einsatz.

vier Kilokalorien, von einem Gramm Fett neun Kilokalorien und von einem Gramm Kohlenhydrate etwa vier Kilokalorien. Was wir sonst noch an Vitaminen, Mineralstoffen, Spurenelementen und Wasser zu uns nehmen, gibt bei der Verbrennung keine Energie ab. Trotzdem gehören sie natürlich zu einer ausgewogenen Ernährung dazu und sind für unseren Körper lebensnotwendig. Schauen wir uns die wichtigen Energielieferanten einmal im Einzelnen an.

Zu einer ausgewogenen Kost gehört auch die richtige Flüssigkeitszufuhr. Unser Körper braucht täglich mindestens 2 Liter Wasser, um all seine Aufgaben erfüllen zu können.

Eiweiß

Eiweiß besteht aus Aminosäuren, kleinen Molekülen, die lange Ketten bilden. Das Endprodukt dieser Ketten nennt man Proteine oder auch Eiweiße. Dabei ist nicht die Menge der aufgenommenen Proteine entscheidend, sondern die Qualität und Ausgewogenheit der Aminosäuren, aus denen die Proteine aufgebaut sind. Letzteres entscheidet

Proteine sind Bestandteile von Geweben, Hormonen, Enzymen und von den Antikörpern der Immunabwehr. Sie steuern viele Abläufe im Körper, z. B. die Entgiftung des Organismus von Schadstoffen oder den Stoffwechsel für den Energiegewinn.

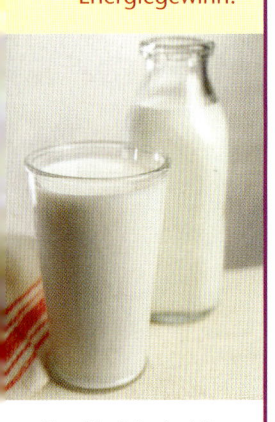

Eiweißreich sind Eier, Fleisch, Fisch, Käse, Quark, Joghurt, Bohnen, Erbsen, Sojasprossen, Kartoffeln, Vollkornprodukte, Nüsse und Mandeln.

über unser Wohlergehen und unsere Abwehrwehrkräfte. In unseren Körpereiweißen kommen 20 verschiedene Aminosäuren vor. Und alle unsere 80 Billionen Körperzellen bestehen aus verschiedenen Aminosäureverbindungen; sie werden daher auch die Bausteine des Lebens genannt. Diese 20 Aminosäuren, Buchstaben aus dem Alphabet des Lebens, sind in der Lage, aufgrund ihrer Anordnung, Worte zu bilden aus denen dann Sätze, Seiten, Kapitel und ganze Bücher entstehen. Im Körper werden so Proteine gebildet, aus denen dann Zellen, Zellverbände, Hormone, Enzyme und Organe entstehen.

Die Aminosäuren

Die Bausteine der Proteine, die Aminosäuren, sind quasi die »Anschieber« für den Start und die weiteren Abläufe aller Stoffwechselvorgänge:

▶ Sie sind wichtige Bausteine für das körpereigene Abwehrsystem
▶ Sie sind ein unerlässlicher Bestandteil aller Zellmembranen
▶ Sie sind Träger unserer Erbinformation
▶ Sie sind Bestandteil des Hormonsystems
▶ Sie transportieren wichtige Stoffe im Blut, z. B. Sauerstoff, Vitamine und Mineralstoffe.

Nicht alle Aminosäuren, die für den Stoffwechsel lebensnotwendig sind, kann der menschliche Körper selbst aufbauen. Insgesamt gibt es acht solcher Aminosäuren, die »essenzielle Aminosäuren« genannt werden. Als nicht essenziell werden jene bezeichnet, die der Körper selbst aufbauen kann.

Verdauung der Aminosäuren

Nachdem wir eiweißhaltige Nahrung gegessen haben, wird das angelieferte Protein im Darm in die einzelnen Aminosäuren zerlegt. Diese gelangen über die Darmwand ins Blut und werden in der Leber für die Körperzellen gespeichert und als menschliches Eiweiß wieder aufgebaut: z. B. für die Neubildung von Zellen, für den Aufbau von Antikörpern, Hormonen, Blutzellen oder Enzymen.

Kohlenhydrate

Die Kohlenhydrate sind die mengenmäßig wichtigsten Energielieferanten unseres Körpers. Unser Verdauungssystem spaltet sie in Traubenzucker auf, der über die Darmwand aufgenommen und in den Zellen verbrannt werden kann. Kohlenhydrate sind der Treibstoff für Muskel- und Gehirnarbeit. Ohne sie kann auch unsere Leber nicht arbeiten und Fette abspalten. Wer allerdings zu viel Kohlenhydrate zu sich nimmt – man ahnt es schon – muss damit rechnen, dass sie als überschüssiges Fettgewebe auf Oberschenkeln, Po und Hüften landen.

> Kohlenhydrate nehmen wir vor allem durch pflanzliche Nahrungsmittel wie Getreide, Obst, Gemüse, Kartoffeln und Hülsenfrüchte auf.

Markante Unterschiede

Kohlenhydrate sind aber nicht gleich Kohlenhydrate. Wie wir alle wissen, teilt man sie in Gruppen ein, je nachdem aus wie vielen Zuckermolekülen sie aufgebaut sind. Die für Metabolic Balance interessanteren Kohlenhydrate bestehen aus langen Ketten und werden nach der Aufnahme in den Körper langsam in Zucker umgewandelt. Die Verdauung geht langsamer vor sich, da die Kohlenhydrate nicht so schnell ins Blut gelangen. Dafür hält das Sättigungsgefühl länger an. Wegen ihres hohen Gehalts an Ballaststoffen regen diese Lebensmittel außerdem die Verdauung an. Zu diesen »guten« Kohlenhydraten gehören: Vollkornprodukte, Kartoffeln, Obst, Gemüse und Hülsenfrüchte. Zu den weniger empfehlenswerten Kohlenhydraten – man könnte fast von »bösen Kohlenhydraten« sprechen – zählen: Zucker, Süßigkeiten, polierter Reis und alle Lebensmittel aus weißem

Mehl wie Weißbrot oder Nudeln. Da sie nur für kurze Zeit sättigen, bekommt man schneller wieder Hunger, isst über den Tag verteilt mehr und nimmt dadurch zu.

Ballaststoffe

Unter Ballaststoffen versteht man unverdauliche Bestandteile unserer Nahrung, die nicht in die Blutbahn aufgenommen werden, sondern im Darm verbleiben. Sie kommen in kohlenhydratreichen Lebensmitteln vor. Sie haben viele Vorteile – besonders für Menschen, die abnehmen wollen:

- Sie bringen uns keine Kalorien
- Sie umgeben die Nährstoffe wie eine Schutzschicht
- Sie regen Stoffwechsel und Verdauung an
- Sie gelangen unverdaut bis zum Dickdarm und nehmen dort Flüssigkeiten sowie z. B. Cholesterin und Schadstoffe auf, und scheiden sie dann über den Darm aus.

> Ballaststoffreich ist z.B. Roggenvollkornknäckebrot, ein Brot, das bei Metabolic Balance sehr oft auf dem Speiseplan steht. Es sorgt für lange Sättigungsphasen und fördert die Verdauung.

Fette

Vergessen Sie Sätze wie »Fett macht fett«, denn auch Fette sind lebenswichtig – in Maßen natürlich und in der richtigen Zusammensetzung. Fette versorgen uns unter anderem mit Energie, befördern die fettlöslichen Vitamine A, D, E und K in den Blutkreislauf und gewährleisten damit viele Funktionen im Körper. Fette bestehen aus verschiedenen Fettsäuren, von denen einige essenziell (lebensnotwendig) sind. Diese essenziellen Fettsäuren können nicht vom Körper aufgebaut werden, sondern müssen über die Nahrung zugeführt werden. Da sie sehr empfindlich sind, sollte man Fette mit essenziellen Fettsäuren bei der Zubereitung der Speisen nicht zu stark erhitzen.

HOCHWERTIGES
FETT MUSS SEIN

Zeit für einen Ölwechsel

Fett ist nicht gleich Fett. Die meisten Menschen essen zu fettreich und nehmen dennoch nicht die Fette auf, die der Körper für einen gesunden Stoffwechsel benötigt. Den Verzehr von falschem Fett sehen viele Ernährungswissenschaftler auch als Grund dafür an, warum auch viele Menschen immer dicker werden, die ihren Fettkonsum bewusst einschränken. Deshalb muss man Fette differenziert betrachten. Zu den nicht empfehlenswerten Fetten zählen vor allem die versteckten Fette in Wursterzeugnissen, Frittiertem oder in Fertignahrung. Diese sollten Sie bei dem Wunsch nach Gewichtsreduktion in jedem Fall meiden. Hierbei handelt es sich um langkettige gesättige Fette, meist tierischen Ursprungs. Von hohem gesundheitlichem Wert sind dagegen Fette, die ungesättigten Fettsäuren enthalten, vor allem Linolensäure (Omega-3-Fettsäure) und Linolsäure (Omege-6-Fettsäure). Diese mehrfach ungesättigten Fettsäuren kommen in Disteln, Oliven, Raps, Leinsamen oder Sonnenblumen, in Getreidekeimen, Walnüssen und Soja sowie in Meeresfischen wie Lachs und Makrelen vor. Für Salate und zum Kochen sollten Sie deshalb Öle aus Kaltpressung verwenden wie z. B. Distelöl, Olivenöl oder Rapskernöl.

Neben diesem hohen gesundheitlichen Wert können die ungesättigten Fettsäuren sogar das Abnehmen unterstützen – denn ohne sie sind wir langfristig überhaupt nicht in der Lage, tatsächlich ein paar Pfunde loszuwerden: Die Aufgaben ungesättigter Fettsäuren bei der Gewichtsreduktion sind:

▶ Sie stabilisieren den Blutzuckerspiegel; Heißhunger auf Süßes nimmt ab.

▶ Bei ihrem Verzehr kann aus der Nahrung mehr Energie gewonnen werden – dadurch werden weniger Kalorien in den Fettdepots abgelagert.

▶ Sie steigern die Produktion der Katecholamine; das sind körpereigene Substanzen, die den Appetit auf Fetthaltiges senken.

> Kaltgepresste, native Öle sind ideal, um frische Salate und Vorspeisen anzumachen. Zum Braten empfiehlt es sich, hitzestabile, raffinierte Pflanzenöle bzw. Kokosfett und Palmfett zu verwenden.

DIE BAUSTEINE
DER NAHRUNG

Die Mikronährstoffe

Unser Zellstoffwechsel ist auf die Zufuhr von Vitaminen und Mineralstoffen angewiesen. Von einigen Mineralstoffen benötigt man so geringe Mengen, dass man sie als Spurenelemente bezeichnet.

Vitamine

Um gesund und fit zu bleiben, müssen wir unserem Körper täglich die lebensnotwendigen Vitamine zuführen. Denn nur in wenigen Fällen kann der Organismus diese selbst herstellen. Grundsätzlich unterscheidet man zwei Vitamingruppen:
- die fettlöslichen Vitamine: A, D, E, K und
- die wasserlöslichen Vitamine: Vitamin C und die der B-Gruppe.

Die fettlöslichen Vitamine können vom Körper nur aufgenommen werden, wenn gleichzeitig Fett verzehrt wird. Im Fett werden sie dann über eine längere Zeit gespeichert. Deshalb sollte man z. B. Möhren immer mit etwas Öl zubereiten, um ihren Gehalt an Provitamin A nutzen zu können.

> Die wasserlöslichen Vitamine kann der Körper nicht lange einlagern, deshalb müssen wir sie täglich zu uns nehmen.

Mineralstoffe und Spurenelemente

Die Mineralstoffe und Spurenelemente werden hauptsächlich als Baustoffe beim Wachstum sowie für die Bildung und Härtung von Knochen und Zähnen benötigt. Mineralstoffe werden auch als Elektrolyte bezeichnet. Sie regulieren den Wasserhaushalt des Körpers, indem sie das aufgenommene Wasser im Körper zurückhalten. Außerdem sorgen sie für einen ausgewogenen Säure-Basen-Haushalt. Die Spurenelemente spielen eine wichtige Rolle als Impulsgeber für Enzyme und Hormone.

Vitamine, Mineralstoffe, Spurenelemente

V i t a m i n e

Vitamin A (Retinol) – stärkt die Augen

Funktion Stärkt die Sehkraft, hält Haut und Schleimhäute gesund und spielt eine Rolle bei der Zellregeneration.

Vorkommen Als Vitamin A in tierischen Lebensmitteln (Leber, Eigelb, Butter, Thunfisch) und als Beta-Carotin, der Vorstufe zu Vitamin A (Provitamin A), in Möhren, Tomaten, orange-farbigem Gemüse und Früchten sowie grünblättrigem Gemüse

Vitamin D – der Knochenbauer

Funktion Vitamin D ist das einzige Vitamin, das der Körper selbst herstellen kann. Es wird aus Calciferol (ein Provitamin) unter Einwirkung von UV-Strahlung in der Haut gebildet. Seine Hauptaufgabe liegt darin, für einen gesunden Knochen und ein stabiles Nervensystem zu sorgen. So bewirkt Vitamin D, dass der Knochenbaustein Kalzium aus der Nahrung aufgenommen und in den Knochen eingebaut wird.

Vorkommen Avocado, Champignons, Milch, Eigelb, Lachs, Margarine, Leber

Vitamin E – Schutzpolizei für unsere Zellen

Funktion Vitamin E ist zusammen mit dem Spurenelement Selen die Schutzpolizei Nummer eins für unseren Körper. Es schützt als Antioxidans die Körperzellen vor schädlichen Umweltgiften und die Zellwände vor Arteriosklerose. Vitamin E kann den Alterungsprozess der Haut positiv beeinflussen. Außerdem schützt es die roten Blutkörperchen vor Zerstörung und sorgt dafür, dass der in ihnen enthaltene Sauerstoff in die Zellen gelangt.

Vorkommen Weizenkeime, Distelöl, Milch, Hühnerei, Lachs, Garnelen

Vitamin K – der Blutungshemmer

Funktion Vitamin K war lange Zeit als hilfreiches Mittel gegen Blutgerinnungsstörungen bekannt. In der jüngsten Forschung hat dieses Vitamin jedoch an Bedeutung gewonnen. So stellte

man fest, dass es auch eine wichtige Rolle beim Knochenstoffwechsel und bei der Biosynthese verschiedener Eiweißstoffe hat.
Vorkommen Grüne und gelbe Blattgemüse, Kohl, Spinat, Milchprodukte, Fleisch, Eier, Obst, Kartoffeln, Vollkornprodukte

VitamIn C – Immunschutz und Schlankvitamin
Funktion Vitamin C hat zwei wichtige Aufgaben: Es dient als Schutzvitamin für unser Immunsystem und als Regulator unserer Psyche, da es sich wohltuend auf das Nervensystem auswirkt. Vitamin C ist auch an der Produktion des Nervenstoffes Noradrenalin beteiligt. Dieses Stresshormon sorgt nicht nur dafür, dass die Anforderungen des Alltags gut bewältigt werden, sondern auch, dass dabei besonders viel Fett in Energie umgewandelt wird. Wer abnehmen möchte, sollte deshalb immer viel Vitamin C in seinen Speiseplan einbauen.
Vorkommen Zitrusfrüchte, Kiwis, Spinat, schwarze Johannisbeeren, Paprikaschoten, Rosenkohl

Vitamin B1 (Thiamin) – für gute Laune
Funktion Dieses Vitamin ist maßgeblich am Nervenstoffwechsel beteiligt, das heißt, es sorgt für gute Nerven. Menschen, die häufig ausgelaugt, müde und deprimiert sind, können unter einem Vitamin B1-Mangel leiden. Umgekehrt unterstützt eine ausgewogene Vitamin B1-Versorgung die gute Laune und das positive Denken, das für Sie beim Metabolic-Balance-Mentaltraining so wichtig ist.
Vorkommen Vollkornweizen, Vollkornhaferflocken, Vollreis, Weizenkeime und Hülsenfrüchte (besonders Linsen)

Vitamin B2 (Riboflavin) – regt den Energiestoffwechsel an
Funktion Riboflavin ist wichtig für den Energiestoffwechsel. Es fördert die Gewinnung von »Brennstoff« für die Zellen aus Kohlenhydraten, Eiweißen und Fetten. Außerdem wird Riboflavin für das Wachstum der Zellen und die Sehfähigkeit benötigt.
Vorkommen Milch und Milchprodukte, Fisch, Eier und Vollkornprodukte

Vitamin B3 (Niacin) – sorgt für Ausgeglichenheit
Funktion Niacin hält Körper und Seele im Gleichgewicht. So beeinflusst der Niacin-Spiegel die Qualität des Schlafs, die nervliche Verfassung, die Konzentration und die Muskeln. Niacin hat

wie Vitamin B2 eine bedeutende Funktion beim Energiestoffwechsel von Fetten, Eiweißen und Kohlenhydraten. Außerdem senkt es den Cholesterinspiegel, wirkt durchblutungsfördernd und leitet Gifte aus.
Vorkommen Vollkorngetreide, Vollkornreis, Erdnüsse, Hülsenfrüchte, Hefe, Fisch und Leber

Vitamin B5 (Pantothensäure) – das Anti-Aging-Vitamin
Funktion Pantothensäure gilt als Anti-Stress-Faktor. Es beeinflusst die Energieproduktion und Vitalität ebenso wie das Nervensystem und ist hilfreich bei depressiven Verstimmungen und Ängsten. Daneben erhöht Vitamin B5 die Konzentrationsfähigkeit und wirkt gegen Faltenbildung und vorzeitiges Altern der Zellen (Anti-Aging-Vitamin).
Vorkommen Eier, Nüsse, Hefe, Hülsenfrüchte und Vollkorngetreide

Vitamin B6 (Pyridoxin) – für den Sauerstofftransport
Funktion Vitamin B6 wird benötigt, um Vitamin B12 und Magnesium aufzunehmen. Es ist unter anderem wichtig für das Nervensystem, das Immunsystem und die Bildung von Hämoglobin sowie für den Sauerstofftransport durch die Erythrozyten (rote Blutkörperchen). Der B6-Bedarf hängt sehr stark von der Menge und Qualität der täglichen Eiweißzufuhr ab.
Vorkommen Erbsen, Möhren, Spinat, Sonnenblumenkerne, Walnüsse, Weizenkeime und Fisch

Vitamin B12 (Kobalamin) – der Muntermacher
Funktion Wie das Vitamin B1 sorgt auch Vitamin B12 für gute Laune. Denn es ist maßgeblich am Stoffwechsel von Gehirn und Nerven, an der Bildung von Überträgerstoffen für die Reizleitung im Gehirn, dem Zellwachstum und der Zellteilung beteiligt. Außerdem wird Vitamin B12 für die Bildung der roten Blutkörperchen und bei der Eisenverwertung benötigt.
Vorkommen Meeresfrüchte, Leber, Eier, Milch und Milchprodukte

Folsäure – das Vitamin des Lebens
Funktion Folsäure gehört zur Gruppe der B-Vitamine und spielt eine wichtige Rolle im Eiweißstoffwechsel, bei der Produktion von roten Blutkörperchen und bei der Zellteilung. Es stärkt das Gehirn, das Nervensystem und das Immunsystem. Außerdem wirkt es bei der Bildung der Erbsubstanz (DNS, RNS) mit. Von zentraler Bedeutung ist Folsäure deshalb während der Schwanger-

schaft und für die gesunde Entwicklung des Embryos.
Vorkommen dunkelgrüne Blattgemüse, Tomaten, Gurken und Vollkornerzeugnisse

Biotin (Vitamin H) – für die Schönheit
Funktion Auch Biotin zählt zu den B-Vitaminen. Es ist für die Gesundheit und Schönheit von Haut, Haaren und Nägeln erforderlich. So kann gesundes Haar nur wachsen, wenn die Talgdrüsen normal arbeiten und die Haarwurzeln mit Nährstoffen versorgt werden. Biotin erledigt die Aufgabe, unter anderem, indem es Schwefel in die Zellen von Haut, Haaren und Fingernägeln transportiert.
Vorkommen Eigelb, Hefe, Milch, Vollwertgetreide, Soja und Seefische

Cholin und Inosit – vitaminähnliche Substanzen
Funktion Cholin sorgt für gute Nerven, unterstützt Leber und Galle. Inosit wirkt beruhigend, beeinflusst den Haarwuchs. Beide unterstützen den Stoffwechsel von Fetten und Cholesterin.
Vorkommen Cholin in Eigelb, Inosit in Hefe. Beide in Milch, Hülsenfrüchte, Vollkorngetreide

Mineralstoffe

Chlorid
Funktion Chlorid sorgt für die Aufrechterhaltung der Eigenschaften unserer Körperflüssigkeiten und des Säure-Basen-Gleichgewichts. Wichtig auch für die Produktion der Salzsäure im Magen.
Vorkommen Hülsenfrüchte, Mineral- und Heilwässer

Kalium
Funktion Kalium ist für die notwendige Aktivität von Muskeln und Nerven zuständig. Es wird außerdem für die Aktivierung verschiedener Enzyme benötigt.
Vorkommen Zitrusfrüchte, Tomaten, Bananen, Hülsenfrüchte

Kalzium
Funktion Kalzium ist an der Reizübertragung im Nervensystem, der Muskelkontraktion sowie der Blutgerinnung beteiligt. Es ist ein wichtiger Bestandteil von Knochen und Zähnen und zur Vorbeugung von Osteoporose unerlässlich.
Vorkommen Milch und Milchprodukte, grüne Bohnen, Spinat, Gurken, Haselnüsse

Magnesium
Funktion Magnesium aktiviert Enzyme, damit die Energie für die Muskeltätigkeit bereitgestellt werden kann. Es ist unentbehrlich bei der Reizübertragung vom Nerv auf den Muskel und damit für eine normale Muskelkontraktion. Magnesium ist außerdem ein wichtiger Bestandteil der Knochen.
Vorkommen Kartoffeln, Tomaten, Möhren, Mais, Bananen, Nüsse

Natrium
Funktion Natrium ist beteiligt an der Aufnahme von Kohlenhydraten und Eiweißen. Es reguliert den Wasserhaushalt und sichert die Muskelkontraktionen.
Vorkommen Räucherfisch, Fleisch- und Wurstwaren, Mineral- und Heilwässer

Phosphor
Funktion Phosphor ist zusammen mit Kalzium ein elementarer Bestandteil von Knochen und Zähnen. Auch im Energiestoffwechsel hat es wichtige Funktionen.
Vorkommen Milch und Milchprodukte, Fisch

Schwefel
Funktion Schwefel ist ein Bestandteil von Zelleiweiß und aktiviert die Enzyme und den Energiestoffwechsel. Darüber hinaus unterstützt Schwefel Entgiftungsfunktionen.
Vorkommen Milch und Milchprodukte, Nüsse, Hülsenfrüchte

Spurenelemente

Chrom
Funktion Chrom ist an der Wirkung des Insulins beteiligt und beeinflusst dadurch den Stoffwechsel von Kohlenhydraten, Fetten und Eiweißen.
Vorkommen Kalbsleber, Weizenkeime, Honig

Eisen
Funktion Eisen ist ein wichtiger Bestandteil des roten Blutfarbstoffs und dadurch unentbehrlich für den Sauerstofftransport im Körper.
Vorkommen Fleisch, grünes Gemüse, Milch und Milchprodukte

Jod
Funktion Jod ist essenziell für den Aufbau der Schilddrüsenhormone, die an der Steuerung von Wachstum, Knochenbildung und dem Stoffwechsel beteiligt sind.
Vorkommen Jodsalz, Milch und Milchprodukte, Muscheln

Kobalt
Funktion Kobalt ist Bestandteil von Vitamin B12 und an der Bildung der roten Blutkörperchen beteiligt.
Vorkommen Fleisch, Milch und Milchprodukte

Kupfer
Funktion Kupfer trägt zur Farbgebung von Haut und Haaren bei. Außerdem ist es an der Bildung von Hämoglobin beteiligt.
Vorkommen Innereien (Leber, Niere), Schalentiere, Avocados, Nüsse

Mangan
Funktion Mangan ist für die Aktivierung verschiedener Enzyme notwendig. Es steigert die Verwertbarkeit von Vitamin B1.
Vorkommen Nüsse, Vollwertgetreide, Hülsenfrüchte, Eigelb

Molybdän
Funktion Molybdän ist Bestandteil einiger Enzyme. Es hilft beispielsweise bei der Ausscheidung von Harnsäure. Außerdem ist es am Eisen-Fluor-Stoffwechsel beteiligt und daher sowohl bei der Osteoporose wie bei der Kariesprophylaxe von Bedeutung.
Vorkommen Getreide, grünes Blattgemüse, Hülsenfrüchte

Selen
Funktion Selen ist ein Antioxidans und Radikalenfänger.
Vorkommen Fleisch, Innereien, Zwiebeln, Brokkoli, Getreide

Zink
Funktion Zink ist als Teil körpereigener antioxidativer Enzyme wichtig für das Immunsystem. Daneben unterstützt es die Wundheilung und das Wachstum.
Vorkommen Fleisch, Vollgetreide, Hefe, Meeresfrüchte, Soja, Eigelb

Register

Abwehrsystem Darm 14
Adrenalin 14
Aivanhov, Omraam
   Mikhael 103
Aminosäuren 129ff.
Antikörper 131
Arteriosklerose 135
Arzt, innerer 121
Atmung 19, 46, 68f., 98f.,
   120, 128
Ausgleich, drei Formen 112f.
Autosuggestion 42ff.

Bakterien 19
Ballaststoffe 131f.
Bärlauch 19
Bauch berühren 19
Bauchgefühl ▶ Intuition
Bauchhirn 14
Bauchschmerzen 18
Bauchspeicheldrüse 16
Beharrlichkeit lernen 65
Belohnung 39f., 77
Bewegung 6, 10f., 76
Bewerten der Dinge 75f.
Bilder, innere 45f.
Bildgebet 120
Biotin (Vitamin H) 138
Blähungen 18, 60
Blockaden 119, 123ff.
Blutfett 20
Blutgerinnungsstörungen 135
Bodymass-Index (BMI) 17
Brain-Computer-Interface
   (BCI) 30
Brottrunk 19

Calciferol 135
Chlorid 138
Cholesterin 132, 137f.
Cholin 138
Chrom 139
Coué, Emile 44
Curio, Prof. Gabriel 30

Darm 14f., 18, 60, 130ff.
Darmmotorik 19f.
Denken, positives 21, 24f.,
   36, 136
Diabetes mellitus 83
Dopamin 84f.
Dünndarmmeridian 92

Edison, Thomas Alva 64
Einstein, Albert 27, 50
Eisen 15f., 137, 139
Eisen-Fluor-Stoffwechsel 140
Eiweiß 11, 128ff., 137, 139
Elektroenzephalogramm 30
Elektrolyte 134
Emotionen 79ff.
Endorphine 77, 85
Energie 118f., 128, 130, 132
Entscheidungen treffen 69ff.
Enzyme 130f., 134, 138f.
Erbsubstanz 137
Erfolgsmensch
   (Definition) 38
Erkenntnis, fünf Ebenen
   der 71ff.
Erlenspiel, Pater Eusebius 120
Ernährung allgemein 6f.,
   76, 125
Erythrozyten 137
Essen
   – Belohnungssystem 12f.
   – bewusstes 18f.
   – Kommunikations-
      komponente 13
   – Lustbefriedigung 12f.

Fallbeispiele 27, 56, 94f., 97,
   113f., 121
Familienaufstellung
   114ff., 124
Familienseele (nach
   Hellinger) 117
Fette 128f., 132f.
Fettsäuren, essenzielle 132
Feuerrituale 112
Flohsamen 19f.
Flüssigkeitszufuhr 129
Folsäure 137
Ford, Henry 33
Freud, Sigmund 51f.
Fromm, Erich 61, 68

Galle 138
Gebete 120, 124
Gedanken
   – kontrollieren 30f.
   – trainieren 31ff.
Gedanken-Dschungel 28
Gedankenkraft 29
Gefühle
   – eigene, ernst nehmen 95f.
   – primäre/sekundäre 80f.
      ▶ Emotionen
   – Wirkungen 99
Gefühlspalette 80ff.
Gehirn 28, 30, 43, 60, 71, 77,
   84f., 137
Gemüse 19, 68, 110, 131, 134ff.
Gemüsesäfte, milchsaure 19
Geschichten 87f., 111
Gewichtsreduktion 6f.,
   83, 133,
Gewohnheiten 109f.
Gigerenzer, Prof. Gerd
   56f., 60
Glaubenssätze/-formeln 38,
   43, 61, 86ff., 124
   – Liste schreiben 91
   – revidieren 92
Glück/Erfolg 31
Glückshormone 14

Glukose 20
Goethe, Johann Wolfgang von 65
Grimm, Brüder 34, 56
Großhirn 85
Grundstoffe, lebenswichtige 14

Hämoglobin 137, 140
Handlungsfreiheit 104
Harnsäure 140
Hauptnährstoffe 128ff.
Heilpyramide 71ff.
Hellinger, Bert 115ff.
Herz und Verstand, Kombination von 58ff.
Herzinfarkt 83
Hindernisse überwinden 61ff.
Hirnforschung 30
Hormonhaushalt 6, 99, 130f., 134
Hülsenfrüchte 131, 136ff.
Hypnose 46
Hypothalamus 15

Identifikation (Form des Ausgleichs) 112f.
Imagination 42, 45ff., 64, 120
Immunsystem 130, 136f.
Informationsspeicher 106
Inosit 138
Insulin 6, 16, 139
Intuition 48, 56ff., 102, 105ff.

Jo-Jo-Effekt 58, 124
Jod 140
Joseph und seine Brüder 49
Jung, C. G. 45, 108

Kalium 138
Kalzium 135, 138f.
Kariesprophylaxe 140

Kartoffeln 131, 136
Katecholamine 133
Kekulé von Stradonitz, Friedrich August, Chemiker 49
Kinesiologie 92
Kissenmethode 55
Klarträume 52
Klassifikationsalgorithmus 31
Knoblauch 19
Kobalt 140
Kohlenhydrate 11, 128f., 131f., 139
Körper/Seele/Geist 71, 76, 99
Körperfunktionen 76
Körperzellen 15, 20f., 130f.
Krafttier 45
Kräuter, antibiotisch wirksame 19
Krebstherapie 45
Kreislauf 68f.
Kresse 19
Kupfer 15f., 140

Laktobazillen 20
Lebenskrisen 112
Lebenslauf 105
Lebenssinn 102ff.
Lebensziele 102
Leber 130f., 138
Liebe 96ff.
Lightprodukte 16
Limbisches System 84f.
Linné, Carl von 118
Linolensäure (Omega-3-Fettsäure) 133
Linolsäure (Omega-6-Fettsäure) 133

Magnesium 137, 139
Mahlzeiten, Anzahl der 18, 96
Mangan 15f., 140

MB-Technik (Mentale Balance-Technik) 92f.
Meditation 36, 46, 52, 74, 85, 120f., 124
Mikronährstoffe 134ff.
Milchsäurebakterien 19
Mineralstoffe 17, 125, 128ff., 134ff.
Molybdän 140
Motiv 78f., 94f.
Motivation 40
Murphy, Dr. Joseph 107
Muskeltätigkeit 139

Nachfolge (Form des Ausgleichs) 112f.
Nahrungssuche, frühere 10f., 76
Natrium 139
Nervensystem 14, 51, 68, 76, 135ff.
Neuroimmunologie 99
Neurotransmitter (Botenstoffe) 14
Non-REM-Phase 50
Noradrenalin 136

Obst 68, 110, 131, 134ff.
Obst-Essig-Wasser 19
Ordnungen der Liebe (nach Hellinger) 115ff.
Osteoporose 138, 140

Pasteur, Louis 106
Persönlichkeit, eigene, erkennen 72f.
Pflanzenstoffe, sekundäre 17
Phosphor 139
Picasso, Pablo 73
Pilze 19
Proteine ▶ Eiweiß
Provitamin A 134f.
Psyche 7, 12, 37, 51, 66ff., 136

Psychoanalyse 51
Psychotherapie 45

Räucherungen 112
Reinigungsritual 109
Reis, polierter 131
Relativitätstheorie 27
REM-Phase 50
Resonanzgesetz 25
Rettich 19
Rituale 102, 108ff.
Roggenvollkornknäcke-
 brot 132
Rubidium-Versuch 26f.

Saccharin 16
Saint-Exupéry, Antoine de
 97, 111f.
Sättigung 132
Säure-Basen-Haushalt
 134, 138
Schamanen 45
Schilddrüsenhormone 140
Schlaf 50, 76, 125
Schlaganfall 83
Schwangerschaft 137
Schwefel 138f.
Schwingung 24f., 118
Seele 118ff.
Seelenhygiene 65
Seifen-Mahmoud,
 Martina 101
Selbstbestimmung 77
Selbsterkenntnis 68, 92
Selbstheilungskräfte 99,
 117, 119f.
Selbstkritik üben 32
Selen 135, 140
Seneca, Lucius Annaeus 104
Serotonin 14
Sinne, fünf 46, 69, 73f., 128
Sivananda, Swami 119
Spiritualität 118f.

Sprechformeln 93
Spurenelemente 128f., 134ff.
Stagnationsphase 65
Stammhirn
 (Reptilienhirn) 84
Stärke, innere 103
Stoffwechsel 6, 18, 58, 68, 93,
 123, 132
Stress 14, 18, 99
Süßigkeiten 131
Süßstoffe 16
Symbole 108f., 121
Systeme, biologische/
 soziale 79
Systemische Kräfte 110ff.

Tetrisspiel 31
Thymian 19
Traumdeutung 53ff.
Träume 48ff.
 – Bedeutung 51f.
Traumerinnerung 54f.
Traumhilfen 55
Traumkissen 55
Traumlexika 54
Traumtagebuch 51, 54

Übergewicht 11f., 16f., 36,
 43, 58, 83, 88, 90, 93ff., 109,
 122ff.
Übernahme (Form des Aus-
 gleichs) 112f.
Übungen 29, 33, 36, 46f.,
 55, 72, 82f., 98f., 105, 107
Unterbewusstsein 32, 35,
 37, 39, 43, 45, 47f., 60, 78,
 85, 106ff., 113
Unterstützung 41f.

Verdauung 18f., 132
Verhaltensweisen ent-
 wickeln 76
Verstand 78, 106

Viren 19
Visionen 48ff.
Visionsreisen
 (Schamanen) 45
Visualisierung nach Simon-
 ton 45
Vitamin A (Retinol) 132, 134f.
Vitamin B1 (Thiamin) 136, 140
Vitamin B2 (Riboflavin) 136
Vitamin B3 (Niacin) 136f.
Vitamin B5 (Pantothen-
 säure) 137
Vitamin B6 (Pyridoin) 137
Vitamin B12 (Kobalamin)
 137, 140
Vitamin C 134
Vitamin D 132, 134f.
Vitamin E 132, 134f.
Vitamin K 132, 134ff.
Vitamin-B-Gruppe 134
Vitamine 17, 125, 128, 130,
 132, 134ff.
Völlegefühl 18, 60
Vollkornprodukte 131, 136f.

Wachstum 140
Wahrnehmung
 – individuelle 26f.
 – intuitive ▸ Intuition
Weißmehlprodukte 131f.
Wundheilung 140
Wünsche richtig formulie-
 ren 34ff.

Yoga 52, 72, 98

Zielvorstellungen, neun
 Regeln 37ff.
Zink 140
Zucker 131
Zuckeralkohole 16
Zwiebel 19
Zwischenhirn 84f.

IMPRESSUM

Projektleitung	
Susanne Kirstein	
Redaktion	
Dr. Ute Paul-Prößler	
Gesamtproducing	
v|Büro – Jan-Dirk Hansen	
Bildredaktion	
Dietlinde Orendi	
Korrektorat	
Susanne Langer	
Umschlag	
R.M.E. Eschlbeck/ Kreuzer/Botzenhardt	
Reproduktion	
Artilitho, Lavis (Trento)	
Druck und Bindung	
Alcione, Lavis (Trento)	
Printed in Italy	
ISBN 978-3-517-08411-4	
9817 2635 4453 6271	

Hinweis

Die Ratschläge in diesem Buch sind von Autoren und Verlag sorgfältig erwogen und geprüft; dennoch kann eine Garantie nicht übernommen werden. Eine Haftung der Autoren bzw. des Verlags und dessen Beauftragten für Personen-, Sach- und Vermögensschäden ist ausgeschlossen.

Impressum

© 2008 by Südwest Verlag, einem Unternehmen der Verlagsgruppe Random House GmbH, 81673 München

Alle Rechte vorbehalten. Vollständige oder auszugsweise Reproduktion, gleich welcher Form (Fotokopie, Mikrofilm, elektronische Datenverarbeitung oder durch andere Verfahren), Vervielfältigung, Weitergabe von Vervielfältigungen nur mit schriftlicher Genehmigung des Verlags.

Bildnachweis

Getty Images, München: U1 r., (C.K.ltd.), 47 (RR/D.Water), 5 u., 115 (Zen Shui/Alix Minde), 129 (LWA); Ifa Bilderteam, Ottobrunn/München: 2, 43 (Micha Pawlitzki), 63 (Sonderegger); Jump Fotoagentur, Hamburg: 80 (Kristiane Vey); Alexander Lauterwasser, Heiligenberg: 23; Mauritius Images, Mittenwald: 82; Premium, Düsseldorf: 9 (photocuisine), 29 (Botzek); Superbild, Taufkirchen: 100 (BSIP); Südwest Verlag, München: U1 li., 85, 92 (Jan-Dirk Hansen), 4 o., 59 (Corbis/lizenzfrei), 4 u., 20 (Kristiane Vey), 5 o., 67 (Getty/lizenzfrei), 127 (Martina Urban), 130 (photodisc)

Bereits erschienen im Südwest-Verlag

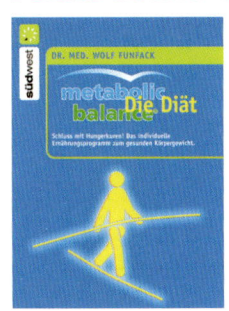

ISBN 978-3-517-06955-5

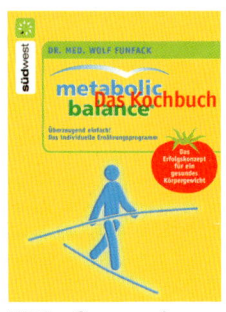

ISBN 978-3-517-06993-7

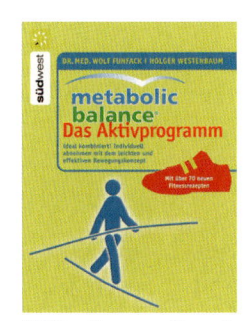

ISBN 978-3-517-08277-6

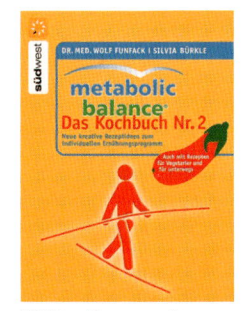

ISBN 978-3-517-08412-1